超声心动图实操手册

编 著　朱天刚　于　超　周倩云

科学出版社

北京

内 容 简 介

　　本书是针对学习超声心动图初级入门读者而编写的、以图例为主的超声心动图必备基础知识手册。其内容分为三部分介绍超声心动图基础知识和操作技术。第一部分介绍超声心动图技术及必备知识；第二部分讲述心脏超声常用切面与操作要领；第三部分介绍常见心血管疾病的超声。并且配有近百个超声心动图的视频，读者可通过手机扫描二维码获取直观动态的超声心动图图像。本书结合超声心动图的最新指南和疾病诊断标准，为零基础初学者提供了简明、直观、便于快速掌握的学习内容，也可以作为临床医生工作中的参考读物。

图书在版编目(CIP)数据

超声心动图实操手册/朱天刚，于超，周倩云编著.—北京：科学出版社，2020.3

　ISBN 978-7-03-064645-3

　Ⅰ.①超… Ⅱ.①朱… ②于… ③周… Ⅲ.①超声心动图—手册 Ⅳ.①R540.4-62

中国版本图书馆CIP数据核字（2020）第039723号

责任编辑：马　莉 /责任校对：郑金红
责任印制：赵　博 /封面设计：龙　岩

科 学 出 版 社出版
北京东黄城根北街16号
邮政编码：100717
http://www.sciencep.com

三河市春园印刷有限公司　印刷
科学出版社发行　各地新华书店经销

*

2020年3月第　一　版　开本：850×1168　1/32
2020年3月第一次印刷　印张：5 3/8
字数：140 000
定价：60.00 元
（如有印装质量问题，我社负责调换）

前　言

　　超声心动图是心血管专科医师诊断和治疗决策的重要检测手段已广泛应用于心血管内、外科疾病，随着人们生活水平的提高，冠心病、心肌梗死等心血管疾病的发病率逐渐增高，超声心动图检查亦成为急诊医学、重症医学和手术中监测的重要帮手，同时超声心动图检查也普遍应用于体检中心、社区医院等机构。零基础学习心超的医生越来越多，但是在众多超声心动图专著中很难找到能够快速入门、学以致用的实操手册。我们本着普及心脏超声知识的目的，编写了《超声心动图实操手册》这本书，从心脏超声基础到疾病诊断，浅显明了，动态直观，可帮助读者快速掌握超声心动图知识。

　　《超声心动图实操手册》采用"看图学技""看图识病"的可视化简易方式，并结合我们多年的临床工作经验，分三部分介绍超声心动图技术和必备知识、常用切面与操作要领，以及常见疾病。并且配有近百个超声心动图的视频，读者可通过手机扫描二维码获取直观动态的超声心动图图像。本书结合超声心动图的最新指南和疾病诊断标准，为零基础初学者提供了简明、直观、可视化的学习内容，不仅适于初学者，也可作为临床医生工作中的参考书籍。本书的出版将对提高临床医生的诊疗能力有很大的帮助，同时也希望广大同仁对书中不足之处予以指正，以便今后加以完善。

编　者

2020年1月

目 录

第一部分

超声心动图技术及必备知识

≫ 一、超声心动图检查中的基本物理概念

（一）超声波的物理参数

1. 频率　频率为单位时间内通过介质中某点的完整疏密波的数目，单位为赫兹（Hz）。频率是超声波的物理常量，在传播的过程中保持不变。

2. 周期　声波在传播中通过波形上相位相同的相邻两点（即一完整波长）之间所经历的时间即为周期，频率愈高周期愈短。其公式为：

$$周期 = \frac{1}{频率}$$

3. 波长　声波传播时，前进方向上每振动一个周期所传播的距离或在波形上相位相同的相邻两点间的距离称为一个波长，单位为米（m）（图1-1-1）。

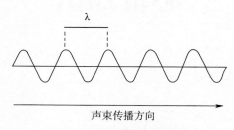

图 1-1-1　声波的传播与波长

4. 声速　指声波在介质中单位时间内传播的距离，单位为米/秒（m/s），其快慢与介质的密度及弹性有关，而与声波的频率无关。声波的传播速度在高密度、弹性大的介质中较高，反之较低。因此一般情况下，声速在气体中最小，液体中较大，固体中最大。例如：空气中声速为360m/s左右，水中为1500m/s左右，而在金属中则为4500m/s左右。人体软组织中之声速与水中相近，亦为1500m/s左右。波长、声速与频率之间有密切的关

系，可用公式表示：

$$波长=\frac{声速}{频率}$$

（二）超声波的物理性能

1.方向性 普通声波传播是没有方向性的，传播是向四周扩散。而诊断用超声波的频率远高于普通声波，其波长很短，因此拥有某些类似于高频电磁波（如光波）才拥有的特性，超声波在发射后集中于一个方向传播，声场分布呈柱状，声场宽度与产生超声波晶体片的大小相接近，因此具有明显的方向性。但是，由于超声波在本质上仍然是一种声波，因此其方向性是相对性的，在传播过程中仍会发生扩散。一般来说在近场（接近探头处）声束可能较换能器直径小，远场则宽于换能器直径（图 1-1-2）。

近场范围可用以下公式计算：

$$L=\frac{r^2\cdot f}{c}$$

L 为近场长度，r 为振动源半径，f 为频率，c 为声速。

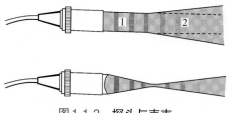

图 1-1-2 探头与声束

注：上图为非聚焦探头，近场（1）声束平行，与压电晶体片直径相近，远场（2）声束扩张，逐渐增宽；下图为聚焦探头，近场声束窄，分辨力高，经过焦点后逐渐增宽

2.反射与透射　超声在传播中经过两种不同介质的界面时，由于界面前介质的不同，超声传播的方向也将发生变化。一部分能量由界面处返回第一介质，此即反射；另一部分能量能穿过界面，进入第二介质，此即透射（图1-1-3）。

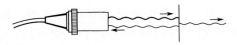

图1-1-3　超声波的反射与透射

反射量之大小与界面前后声阻抗之差有关。两介质声阻相差越小，则界面处反射越少，透入第二介质越多；反之，声阻相差越大，则界面处反射越强，透入第二介质越少。所谓声阻，即声阻抗率，等于介质的密度与超声在该介质中传播速度的乘积。公式为：

$$Z = \rho \times c$$

Z为声阻，ρ为密度，c为声速。

3.吸收与衰减　超声波在介质中传导时，声波能量使介质发生振动，这个过程会使声波能量转化为热能。此热能一部分被组织吸收，另一部分通过介质的热传导及辐射而消失，这种现象即为声能吸收。声能吸收的多少主要与超声波频率、介质本身的性质、传播的距离、温度环境有关。声能吸收是超声能量衰减的原因之一。此外，超声在传播过程中，发生扩散也会使能量分散，超声的反射、散射，这些都使得原声束方向上的声能减弱。

4.绕射、散射　当超声波束遇到截面直径大于波长的和声阻不同的组织界面时，仪器通过接收反射波来显示图像。而当超声波束遇到截面直径小于波长的1/2，声波会绕过障碍物而继续传播，仅在障碍物表面的四周产生微弱的散射，其能量向各个方向辐射，这称为绕射现象。这种绕射现象与超声束的显现力密切相关：当障碍物直径大于波长的1/2，声波在障碍物表面产生反射，其边缘产生少量绕射，最后在图像上能予以显示。如果障碍物直径小于波长的1/2，超声探测时仅能收集并显示沿原发射声束方向返回的微弱的散射，在图像上则难以显示。这种朝向探头方向的散射波称为背向散射。

5.多普勒效应　多普勒效应是奥地利物理及数学家 Christian Johann Doppler 于1842年首先提出的。多普勒推导出当波源和观察者有相对运动时，观察者接收到的波频会改变。后将这种波源与接收器之间的相对运动而引起的接收频率与发射频率之间的差异称为多普勒频移，此种物理效应称之为多普勒效应。我们通过多普勒方程可计算出声源与反射体之间的相对运动速度，该技术称为多普勒技术（图1-1-4）。

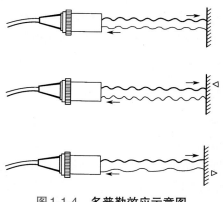

图 1-1-4　多普勒效应示意图

注：上图，反射界面不动，返回之声频与发射之声频无差异；中图，反射界面向声源靠近，返回声频升高；下图，反射界面远离声源，返回声频降低

将多普勒技术应用于超声血流测量时，超声诊断仪可得到的多普勒图像有两种：频谱多普勒和彩色多普勒。频谱多普勒能显示血流或组织运动的方向与速度，而彩色多普勒则能动态观察血流或组织活动的方向、速度等多种信息。

6.非线性传播和谐波技术　声波的传播过程是非线性过程，我们假定其为线性传播是为了研究和理解的方便。声波在传播中遇到介质界面时，可发生反射和折射，此即声波在介质中的线性传播的表现。而当声波遇到不规则界面时，声波在组织中传播时可发生波形畸变、谐波成分增多和声衰减系数增大，声波的这种传播方式称为非线性传播。在传统的超声信号处理中，声波的非线性信号往往被看作是噪声而被滤掉。后随着对声波非线性信号的研究，人们发现超声主声束与旁瓣的非线性信号具有显著差异，如果采用以某一频率发射而以2倍于前者的频率接收由组织产生的背向散射二次谐波信号而生成灰阶图像，即二次谐波成像技术，可明显减少伪像，显著提高成像信噪比，目前大多数超声诊断仪都采用这类技术。

此外，声学造影剂具有较强的非线性信号的特点，声波通过声学造影剂时产生非线性传播，波形畸变，谐波成分明显增多，而其他组织发出的谐波成分与声学造影剂相比较少利用声学造影剂这种声学特征，通过二次甚至更高的多次谐波成像技术，可大大提高声学造影的成像质量。

（三）超声的分辨力

1.显现力与波长　而超声波束遇到小于波长且声阻不同的界面时则会产生散射，这时不易探及回声。能探及回声而发现的物体的最小直径即为超声的显现力。从理论上看，最高的显现力是波长的1/2。频率越高，波长越短，能探及的物体越小，其显现力亦越高；反之则显现力较低（图1-1-5）。

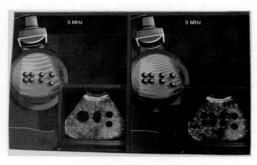

图1-1-5　频率与显现力

2. 空间分辨力

（1）纵向分辨力：纵向分辨力指超声仪器在声波纵轴方向传播时能够分辨两个目标之间的最小距离。纵向分辨力主要与发射脉冲宽度（即持续时间）有关。超声仪器是脉冲式发射声波，每次发射持续很短的时间然后停止，经过一段时间后再次发射。每个超声脉冲从发射到接收是往返双程，当发射脉冲宽度超过声束方向上两点间距的2倍时，这两点的回波发生重叠，我们得到的图像上只能看到一个点。只有当发射脉冲宽度小于声束方向上两点间距的2倍时，这两点的回波存在时间差，才能在图像上分别显示。因此，发射脉冲越宽，纵向分辨力越低；而发射脉冲越窄，纵向分辨力越高（图1-1-6）。

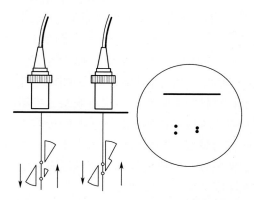

图1-1-6　脉冲宽度与纵向分辨力的关系示意图

（2）横向分辨力：横向分辨力指超声仪器在与声波传播方向垂直的平面上能够分辨两个目标之间的最小距离。决定横向分辨力的主要是发射声束的直径和密度，在与声波传播方向垂直的平面上，通过单位面积的声束直径越小、扫描线密度越高，横向分辨力越好。如果此平面上两点的间距小于声束直径，则两点的反射波将会重叠，显示为一点；如果此平面上两点的间距大于声束直径，那么两点的反射波将会被分别接收，它们将会被分别显示（图1-1-7）。

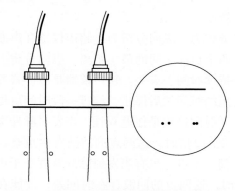

图 1-1-7   声束宽度与横向分辨力的关系示意图

（3）时间分辨力：时间分辨力指对于活动界面在时间方面的分辨能力，时间分辨力对于活动器官和组织特别是心脏探查是十分重要的。如常规 M 型超声心动图的扫描线频率可达 4000 ～ 6000Hz，能清晰显示在主动脉瓣关闭不全时二尖瓣前叶曲线上的高速颤动，而解剖 M 型超声心动图的扫描线和二维超声心动图的帧频每秒只有数十帧，很难观察二尖瓣的这种高速颤动。单位时间内二维成像的帧数是代表时间分辨力的指标，帧频越高，时间分辨力越好。如果时间分辨力不够，很可能会遗漏重要的信息。成像帧频与扫描线数和探查深度有一定关系，提高扫描线数和探查深度会降低成像帧频。

（4）脉冲重复频率：脉冲重复频率是指每秒超声脉冲群发射的次数，一般为数千次。也就是说，探头在发射一组超声波脉冲之后，需要短时间延迟后才会发射下一组脉冲。脉冲重复频率的 1/2 被称为尼奎斯特频率极限。如果多普勒频移超过此极限，脉冲多普勒检测的频率改变就会出现大小和方向的伪差，这称为频率倒错或混叠。也就是说，如果两次脉冲发射的时间间隔小于尼奎斯特极限，频移的方向及大小均能得到准确显示，若大于尼奎斯特极限，频移的方向及大小就不能得到准确显示。

》》二、二维成像

（一）扇面大小/角度、探查深度、聚焦及放大

1.扇面大小/角度　用以观察较大的组织结构，如左心室整体结构（图1-2-1）。

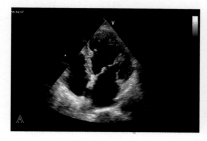 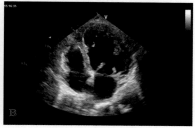

图1-2-1　**扇面大小**

注：A图.60°；B图.120°。扇面60°时扩张的左心室和右心室显示不完整

2.探查深度　用以观察深度更深的组织结构，如后壁处心包积液、胸腔积液（图1-2-2）。

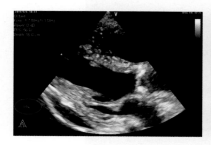 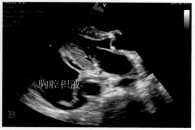

图1-2-2　**扇面深度**

注：A图.10cm；B图.17cm。扇面增加深度增加到17cm后发现胸腔积液

　　注意：增加扇面大小和深度，可用于观察更深处的结构及增大观察的视野，但会降低帧频及图像质量。

　　3.聚焦　聚焦部分的成像质量更高，用于观察细微结构及消除伪影（图1-2-3）。

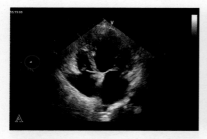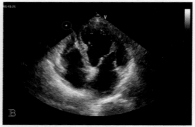

图1-2-3　14cm深度处聚焦（A图）与5cm深度处聚焦对比（B图）

注：调整聚焦至5cm深度处心尖部成像效果提升，但心底部成像效果下降

　　4.放大　对局部组织结构放大显示，用以观察细微结构（图1-2-4）。

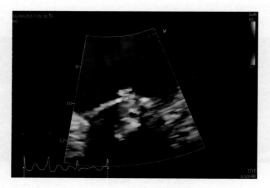

图1-2-4　放大处理

注：对瓣膜部分进行放大处理，放大后可更好地观察二尖瓣反流情况

　　注意：①聚焦可使局部声束更窄更平行，可获得更高的横向分辨率；②放大可分为实时放大和冻结图像后再放大。实时放

大，每个像素代表更小的心脏结构，可增加帧频和分辨率；冻结图像后再放大，只是对图像进行简单放大。推荐进行实时放大。

（二）总增益、时间增益补偿和动态范围

1.总增益　是对整个扇面进行整体调整，总增益强度应强至心腔血液中稍微出现回声信号，血液与心内膜分界清晰（图1-2-5）。

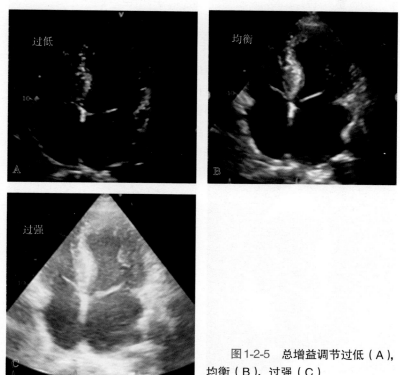

图1-2-5　总增益调节过低（A），均衡（B），过强（C）

2.时间增益补偿　可调整扇面局部增益，来补偿由于深度增加声束能量衰减所造成的损失，进行有选择性的调整来使整体显示均衡（图1-2-6）。

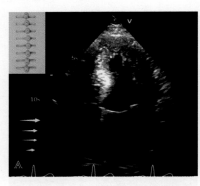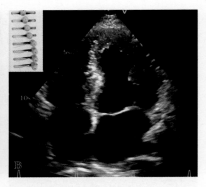

图 1-2-6　A图.时间增益补偿较深部分过低；B图.调整后均衡

3.动态范围　动态范围调节的是最高回声和最低回声之间的灰度级别的多少，合适的动态范围应能够区分致密化与非致密化心肌，过低会导致细小或低回声结构的缺失，低动态范围多在图像质量较差时使用（图1-2-7），高动态范围图像拥有更多的灰度级别，过高会模糊致密心肌与非致密心肌的分界。

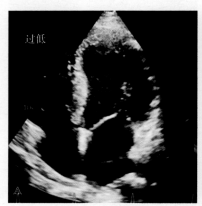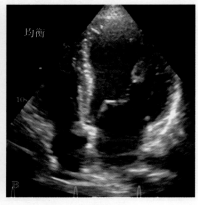

图 1-2-7　A图.动态范围过低；B图.调节后均衡

注意：增益及动态范围可根据需求调至过高或过低状态（图1-2-8）。

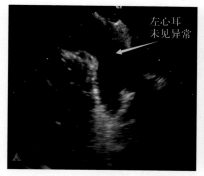
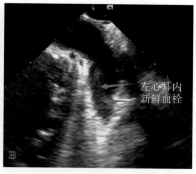

图 1-2-8　较高的增益将低回声的左心耳血栓显示出来

（三）探头频率与谐波成像

1.探头频率　成人心脏超声探头频率一般为 2～5MHz，高的频率可获得更高的图像分辨率，但会降低穿透深度。

2.谐波成像　使用数倍于基波频率的回波成像，常用的是二次谐波成像，可通过提高信噪比来提升图像质量（图 1-2-9）。

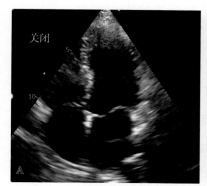
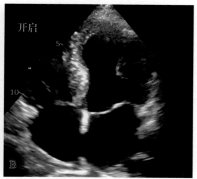

图 1-2-9　关闭（A）和开启（B）二次谐波成像显示效果差异

注意：穿透深度足够时应尽量使用最高的探头频率及谐波频率。

（四）帧频

帧频是指每秒钟显示的帧数或图像的数量，单位为帧/秒；较高的帧频拥有较高的时间分辨率（图1-2-10）。

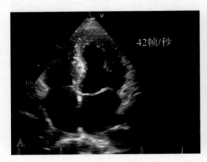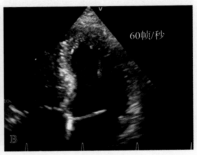

图1-2-10　通过降低深度，减小扇面角度等提高帧频

注意：①某些分析功能的使用需要满足一定的帧频要求，比如做应变分析需要帧频＞40帧/秒。②系统有一定的帧频调节余量，若不能满足要求，可通过减小探查深度、减小扇面角度、减少聚焦区域数量、实时放大等提高帧频。

》三、频谱多普勒

（一）速度比例尺、扫描速度、取样容积

1. 速度比例尺　即频谱多普勒图像纵坐标的比例尺，通过调节使多普勒显示的尽可能大而又不发生反转混叠（图1-3-1）。

2. 扫描速度　即频谱多普勒图像横坐标的比例尺，一般默认为100mm/s，或基于心率进行调整。在理想情况下每次扫描应有2～3个完整心动周期的频谱图像；特殊情况下应根据检查目的合理调整扫描速度，如需观察瓣膜血流速度随呼吸周期的变化时，扫描速度可调至25mm/s，或需精确测量时间参数、速度时间积分、斜率等时，扫描速度可按需求提高（图1-3-2）。

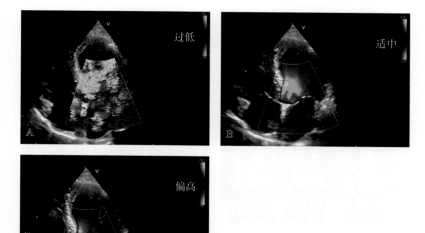

图 1-3-1　过低（A）、适中（B）、过高（C）的彩色比例尺

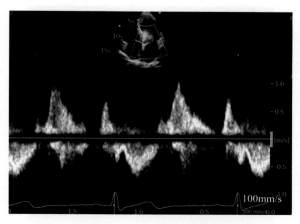

图 1-3-2　100mm/s 的扫描速度

注：较高的扫描速度有利于精确测量时间参数，较低扫描速度有利于测量多个心动周期血流的变化

3.取样容积　沿声束方向上一定的取样长度即为取样容积，合适的取样容积能减低频谱的展宽（图1-3-3）。

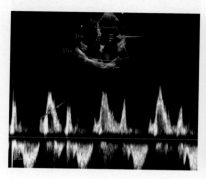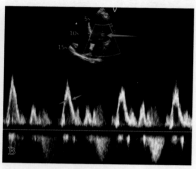

图1-3-3　长的取样容积，短的取样容积频谱展宽对比

注意：调整速度比例尺时要注意不要错过反向频谱的重要信息，可以在同一频谱同时显示正向和反向的频谱。频谱的基线一般不建议置于顶端或底端（图1-3-4）。

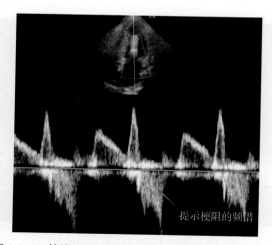

图1-3-4　基线位于中央时，同时观察正向和反向频谱

注：观测二尖瓣舒张期血流时同时显示在基线下方的频谱提示：左室流出道可能存在梗阻

（二）滤波和增益

1.滤波　滤波能够帮我们过滤掉一些可能来自于室壁或者瓣叶运动所产生的低流速但高强度的杂波信号，应调节至能够让我们自始至终清晰地观测到感兴趣的血流信号（图1-3-5）。

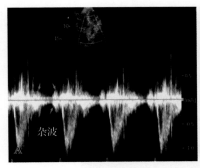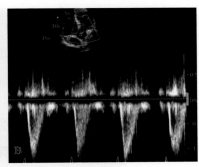

图1-3-5　滤波调高后杂波减弱

2.增益　增益与灰度图像增益类似，可以调整使频谱既不丢失所需的低振幅信息，也不带有过多的噪声。使多普勒频谱显示为平滑的曲线（图1-3-6）。

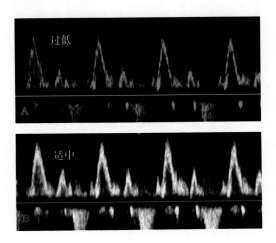

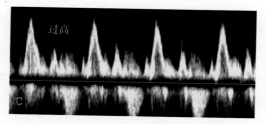

图1-3-6　过低（A）、合理（B）、过高（C）的增益

（三）脉冲多普勒、高脉冲重复多普勒

1.脉冲多普勒　多普勒可测量特定深度的血流流速，但当血流流速超过某一数值时，将不能够显示完整的血流频谱。脉冲重复频率是决定最大可测速度的主要因素，称为尼奎斯特极限（图1-3-7）。

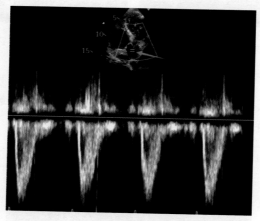

图1-3-7　脉冲多普勒定位测量主动脉瓣流速

2.高脉冲重复多普勒　部分超声设备具有高脉冲重复多普勒，当常规脉冲多普勒无法通过调整标尺来完整显示某一深度的血流频谱时，可通过增加取样容积的高脉冲重复多普勒来测量。例如，拥有两个取样容积的高脉冲重复多普勒可使尼奎斯特极限增加2倍，因此可测量更高流速的血流；但是需要我们来判断频谱来源于哪个取样容积（图1-3-8）。

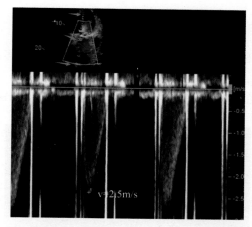

图1-3-8　三个取样容积的高脉冲重复多普勒，测量较高的血流流速

（四）连续多普勒

连续多普勒声波的发射和接收是连续的，因此没有尼奎斯特极限，可用于测量高速的血流；缺点是不能定位测量某一特定深度（图1-3-9）。

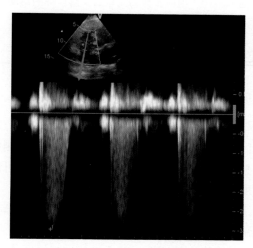

图1-3-9　连续多普勒测量高速血流

注：峰值血流来自于取样线的特定部位需要我们自行判断

（五）组织多普勒

组织多普勒可用于测量心肌和瓣环的多普勒频移，与测量血流速度相比，组织多普勒是在一个非常高的振幅（＞40dB）下检测非常低的心肌组织的速度（＜20cm/s）（图1-3-10）。

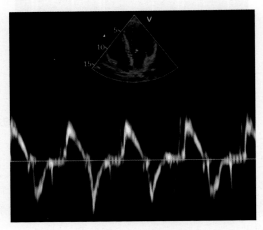

图1-3-10　组织多普勒测量二尖瓣瓣环的运动

》四、彩色多普勒

感兴趣区、彩色增益、伪彩、速度比例尺

1.感兴趣区　彩色多普勒感兴趣区在二维扇面上定义了彩色多普勒探测区域的大小和位置。在完整包含所需观测的血流信息的基础上，感兴趣区应尽可能设置的窄和浅，这样可以获得最大的帧频和速度比例尺（图1-4-1）。

注意：①在使用彩色多普勒时，二维图像在清晰显示所要观察区域的解剖结构的同时，也应设置的尽量浅和窄，这有助于提高彩色帧频。②在个别情况下，某个结构在二维图像上显示欠佳，但是通过彩色多普勒可以显示其血流充盈的情况（图1-4-2）。

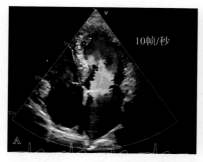
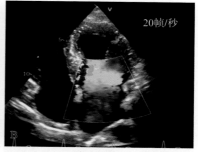

图1-4-1　较小的感兴趣区拥有较高的帧频（A.10帧/秒；B.20帧/秒）

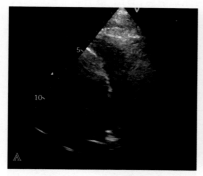
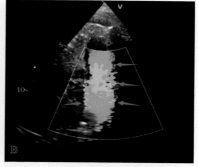

图1-4-2　A图.声窗差二维图像显示肺动脉欠佳；B图.彩色多普勒仍能较好地观察肺动脉血流

2.彩色增益　彩色增益调整，一般先通过缓慢调大增益，直到在血流的解剖区域外出现随机的彩色斑点，然后缓慢降低增益，直到斑点消失，即为合适的增益（图1-4-3）。

3.彩色编码　彩色编码决定了系统如何显示和调整血流信号。一般来说，速度为零的血流显示为黑色，朝向探头的血流显示为红色，背离探头的血流显示为蓝色（图1-4-4）；同时，颜色明亮代表流速较快，颜色暗淡代表流速较慢；层流因速度相对一致一般显示为纯色，湍流因流速组成复杂，多显示为花色（图1-4-5）。

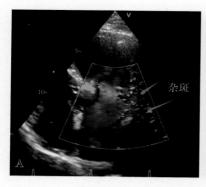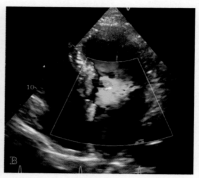

图1-4-3　A图.彩色增益调节出现信号杂斑斑点；B图.随后调节杂斑消失

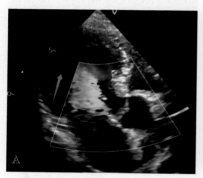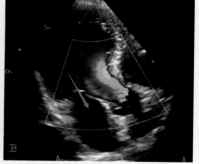

图1-4-4　朝向探头的血流显示为红色，背离探头的血流显示为蓝色

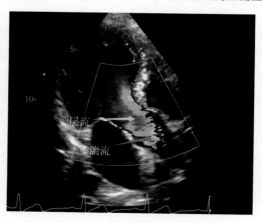

图1-4-5　层流、湍流的显示

4.彩色多普勒速度标尺 彩色多普勒标尺的调整决定了血流束的显示。一般情况下，建议将所有常规颜色在每个方向上的比例尺设置为50～70 cm/s。当感兴趣区内要观测的血流流速较低时，比例尺应适当调低，过高会使低速血流显示暗淡；当观测的血流流速较高时，应适当调高，过低会发生彩色信号混叠，出现彩色反转（图1-4-6）。

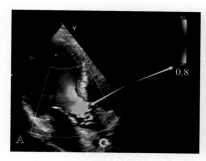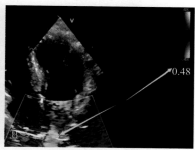

图1-4-6 A图.主动脉瓣血流流速较高，采用较高的彩色速度标尺；B图.肺静脉血流流速缓慢，采用较低的彩色速度标尺

》五、M型超声心动图

现有的M型超声是在二维图像引导下，显示取样线上结构层次随时间的活动情况，具有极高的时间分辨率。

（一）取样线，扫描速度，时间增益补偿

1.取样线：即是选择心脏某一经线，将其经过的结构层面作为所要观察的对象（图1-5-1）。

注意：M型显示时可以同步显示二维图像，以便观察和调整取样线位置，但会相应降低分辨率。

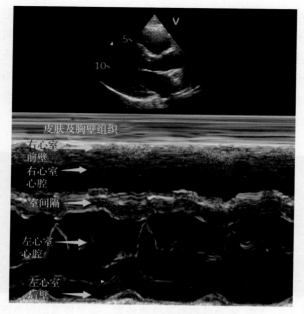

图 1-5-1　M型超声取样线

注：取样线上的结构层面依次显示在Y轴上，从前到后依次为皮肤、胸壁组织、右心室前壁、右心室心腔、室间隔、左心室心腔、左心室后壁

2.扫描速度与频谱多普勒调节类似，时间增益补偿与二维图像调节类似。

（二）解剖/校正M型

解剖/校正M型可以将取样线的方向进行调整，可以使某些情况更符合测量要求，但会相应降低分辨率（图1-5-2）。

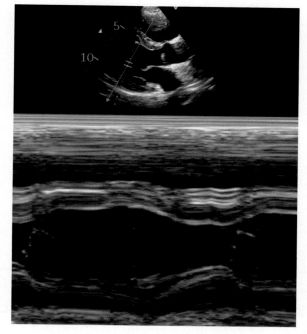

图 1-5-2　解剖 M 型

注：调整图中绿色取样线来使取样线垂直于室间隔和左心室壁

（三）彩色 M 型

　　彩色 M 型将彩色多普勒图像与 M 模式相结合，它可以通过 M 型极高的时间分辨率来辅助观测心脏周期内某些血流的时间参数（图 1-5-3）。

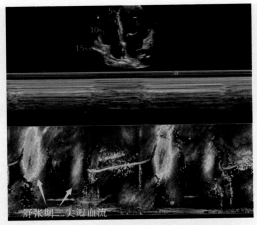

图1-5-3　彩色M型显示二尖瓣血流

》 六、斑点追踪成像

斑点追踪成像是利用超声显示斑点位移变化的斑点追踪技术，定量评估心肌形变的参数，即某一心肌节段长度变化的分数称之为应变。应变没有单位，应变值可以为正值或负值，分别反映心肌节段的延长或缩短。在最简单的一维方向上，一个10cm的节段延长至12cm则其应变值为正的20%。心肌应变可分为纵向应变、径向应变和圆周应变（图1-6-1）。

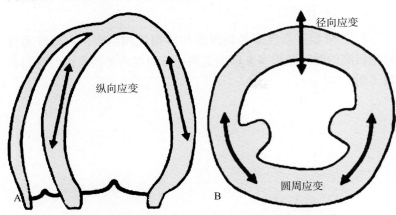

图1-6-1　A图.纵向应变；B图.径向应变和圆周应变

　　注意：①应变二维图像采集质量要高，并需保持数个心动周期图像稳定，帧率需要＞40帧/秒。②正常的收缩期长轴应变为＞18%，标准差为2% ～ 3%。不同节段之间也有很大的差异，但有一定规律，心尖段心肌应变峰值大于中段心肌，中段心肌应变峰值大于基底段心肌。应变受不同的血流动力学状态的影响。③二维应变适用于左心室、右心室和左心房。但是，由于左心房和右心室壁较薄，斑点追踪的效果可能不太理想。相比之下，大多数患者所有的左心室节段都能成功分析。④该技术最适于分析长轴和环向的应变，而分析径向应变较为困难（图1-6-2）。

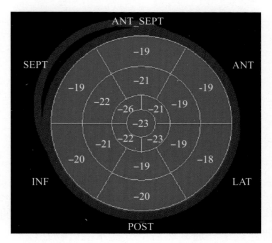

图1-6-2　长轴应变左心室牛眼图（显示室间隔及心尖部应变减低）

　　注：ANT_SEPT前间隔；ANT前壁；LAT侧壁；POST后壁；INF下壁；SEPT室间隔

》》七、右心声学造影

　　右心系统声学造影，通过将与空气互相振荡后的生理盐水注入静脉，由于振荡后产生的气泡较大（平均直径50μm以上），不能通过正常的肺毛细血管床（直径10μm以下），因此正常情况下仅右心房、右心室显影，左心房、左心室不显影。可用于评估房间分流（卵圆孔未闭，房间隔缺损），肺内分流（肺动静脉畸形，肝肺综合征），永存左上腔静脉等。

1.物品准备　2支10ml的注射器，1个三通管，生理盐水250ml（图1-7-1）。

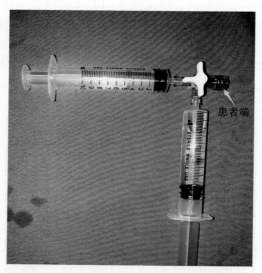

患者端

图1-7-1　2支注射器与三通的连接

2.操作　用1支注射器抽取9ml生理盐水和1ml的空气，将两个注射器连接于三通，然后空气盐水混合物在注射器之间来回推注20次，并通过前臂或手部静脉迅速注射。

注意：①应充分振荡，注入浑浊的生理盐水，避免注入大的气泡。最好选用带螺口的注射器与三通管，避免振荡时冲开连接处（图1-7-2）。②没有分流应重复进行，安静状态下无分流可进行咳嗽、Valsalva动作、按压腹部等，以诱发右向左分流；Valsalva动作时，气泡进入右心房后应嘱患者放松。可重复3次。③谐波成像技术有利于振荡生理盐水成像。④禁忌：已知明显的右向左分流、孕妇。

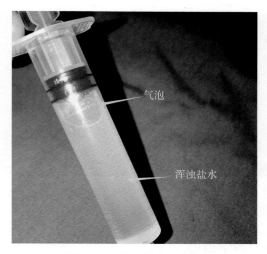

图 1-7-2　浑浊的生理盐水

3.结果判读

（1）房间分流，左侧心腔在右心房完全显影后 3 ～ 6 个周期出现显影提示房间分流（视频 1-1 扫描二维码）。

（2）肺内分流，观察到气泡从肺静脉进入左心房提示肺内分流，一般左侧心腔在右心房完全显影后的 5 个周期以上出现显影，提示肺内分流（视频 1-2 扫描二维码）。

视频 1-1

视频 1-2

（3）永存左上腔静脉，左上肢注射振荡生理盐水后，冠状静脉窦先于右心房显影提示永存左上腔静脉（图 1-7-3）。

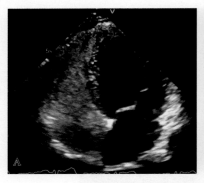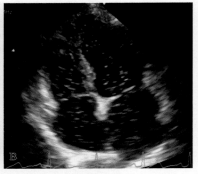

图 1-7-3　A 图. 阴性结果，仅右心房、右心室可见造影剂；B 图. 阳性结果，右心房、右心室及左心房、左心室均可见造影剂

》八、左心声学造影

左心超声增强剂均是柔性外壳包裹高分子量气体的结构，其直径为 1.1～4.5μm，均可通过肺循环和全身毛细血管网。声学增强剂在极低机械指数时，即＜0.2 时，微泡以非对称的方式开始振动，产生非线性声学信号，依靠这些信号，我们能够有效区分心肌组织与微泡。如机械指数增加，可引起微泡外壳破裂。

（一）测量左心室容量与射血分数

使用声学增强剂可更加准确追踪心内膜边界，其与心脏磁共振显像的结果相关性更好（图 1-8-1）。

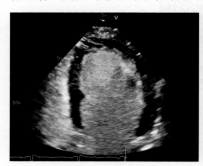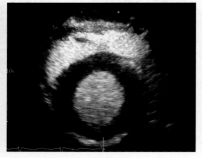

图 1-8-1　使用声学增强剂后左心室心内膜的显示清晰

注意：左心室射血分数的准确定量评估对下列情况特别重要：再同步化治疗术前、化疗药物对心脏毒性的随访、瓣膜疾病介入治疗术前（主动脉和二尖瓣反流）患者的评估。在这些情况中，测量的重复性至关重要。这些情况下使用声学增强剂测量更为准确。其观察者间变异明显降低，其组内相关系数与心脏磁共振显像相似。

（二）观察节段性室壁运动异常

室壁运动评估主观性比较强，不仅要观察心内膜运动，室壁增厚在室壁运动的评估中也同样重要。使用声学增强剂可以提高观察者之间的一致性（图1-8-2）。

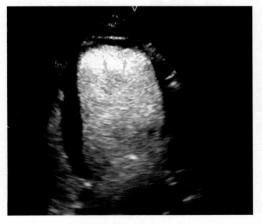

视频1-3

图1-8-2　使用增强剂后显示左心室心尖部心肌变薄、运动减低（视频1-3扫描二维码）

注意：①在常规静息超声心动图需要评估左心室功能时，若2个及以上节段不能适当显示，或需要精确评估室壁运动异常时，应使用声学增强剂。②若左心室射血分数对某些临床情况的预后评估和处理非常重要时，均应使用声学增强剂。③在测量容量和射血分数时，可考虑使用极低机械指数显像结合间歇性

（5～10帧）高机械指数（0.8～1.2）"闪击"清除心肌内增强剂，改善心内膜边界的显示。

（三）心肌声学造影

通过间歇性高机械指数闪击脉冲去除心肌内增强剂，分析心肌再灌注时心肌造影强度。可结合负荷超声进行检查（图1-8-3）。

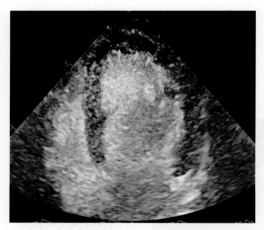

视频1-4

图1-8-3　心肌声学造影显示心尖部心肌灌注减低（视频1-4扫描二维码）

（四）心内占位的判断

超声血流灌注显像可评估左心室占位的组织特性，将无血管的血栓与有血管的肿瘤鉴别开，进一步提高超声心动图的诊断能力。

定性的方法包括肉眼判断高机械指数闪击后包块内增强剂恢复的速率，可分为：无增强、部分或不完全增强、完全增强。占位的完全增强或过度增强提示血管丰富的肿瘤，而血管丰富的肿瘤通常是恶性的。间质肿瘤的血液供应不足，呈部分增强（如黏液瘤）。而血栓或乳头状弹性纤维瘤一般无血管分布，呈无增强（图1-8-4至图1-8-6）。

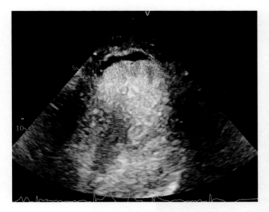

视频 1-5

图 1-8-4　**声学增强剂显示下的灌注无增强的左心室血栓（视频 1-5 扫描二维码）**

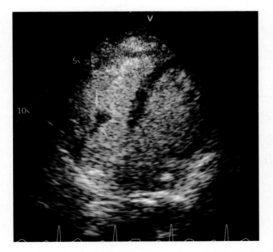

视频 1-6

图 1-8-5　**声学增强剂显示下的灌注部分增强的心脏黏液瘤（视频 1-6 扫描二维码）**

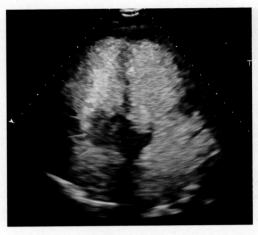

视频 1-7

图 1-8-6　声学增强剂显示下的灌注完全增强的心脏转移瘤（视频 1-7 扫描二维码）

注意：占位病变灌注的强度应与附近心肌灌注强度相比较，来判断占位灌注增强的情况。

》九、三维成像

目前三维超声心动图是二维成像的完善和补充，可在多种临床情况下用来评估心血管功能和解剖。三维超声心动图在左心室容积和功能计算等方面有更好的准确性和可重复性（图 1-9-1，图 1-9-2）。

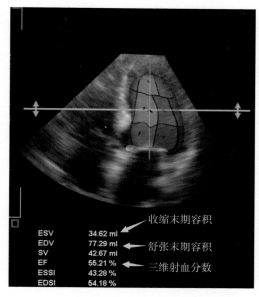

ESV	34.62 ml	收缩末期容积
EDV	77.29 ml	舒张末期容积
SV	42.67 ml	
EF	55.21 %	三维射血分数
ESSI	43.28 %	
EDSI	54.18 %	

图 1-9-1 三维测量左心室容积和射血分数

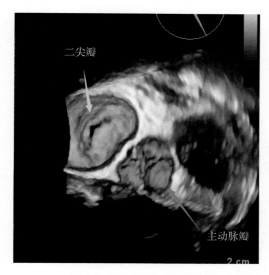

二尖瓣

主动脉瓣

视频 1-8

图 1-9-2 三维成像显示瓣膜（视频 1-8 扫描二维码）

第二部分

常用切面与操作要领

≫ 一、探头、体位和图像获取

（一）探头

超声心动图使用相控阵探头，用探头标识指示切面，成人探头频率一般为 2 ～ 5MHz（图 2-1-1、2-1-2）。

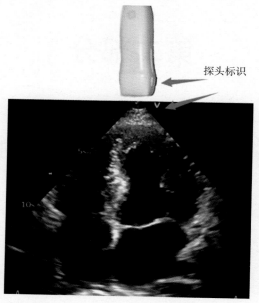

探头标识

图 2-1-1　离探头近的组织显示在图像上方，在探头标识侧的组织显示在图像右侧（箭头所示探头及图像上的探头标识）

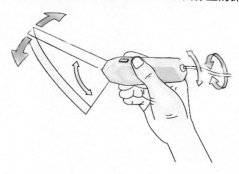

图 2-1-2　探头可以倾斜（红色箭头）和旋转（黄色箭头）来获取各种切面

（二）体位

不同的探查部位需要患者进行体位配合以便获得最佳成像效果。

（1）胸骨左侧及心尖部位探查一般采取左侧卧位同时左臂上举。

（2）剑突下切面采用平卧位，同时屈膝放松腹部。

（3）胸骨上窝切面采用平卧位，同时抬下颌。

（三）图像获取

超声心动图的图像一般来自左侧胸骨旁声窗，左侧心尖部声窗，剑突下声窗及胸骨上窝声窗。在不同的声窗可以获得心脏各个切面的图像（图2-1-3）。

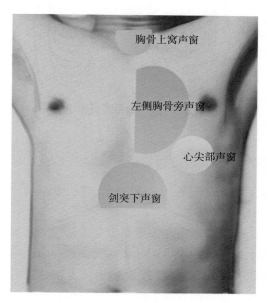

图2-1-3　声窗的位置

注意：很多情况下，患者心脏在胸腔内的位置会有较大变化。例如，肺气肿患者心脏可能会下移，右侧肺叶切除患者心脏可能会右移等，需根据患者心脏的具体位置灵活探查。

》二、胸骨旁长轴切面

探头置于胸骨左侧声窗，沿心脏长轴纵切（图2-2-1）。

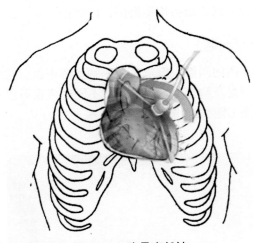

图2-2-1　胸骨旁长轴

（一）胸骨旁长轴左心室切面

探头置于胸骨左侧第三、四肋间，探头垂直指向脊柱，探头标识指向右肩（图2-2-2）。

注意：①该切面应将左心室显示在屏幕中央，呈水平状，若出现"心尖上翘"的图像可通过将探头上移一个肋间或让患者进一步左倾来改善（图2-2-3）。②一般情况下左心室的心尖部不会出现在该切面，如果出现类似的心尖部结构，同时图像中左心室长轴较短，这时切面的长轴与左心室的长轴出现不一致的情况，我们可以通过适当旋转、倾斜等使其长轴重合，此时左心室腔长

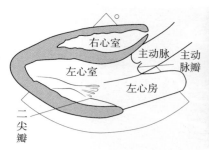
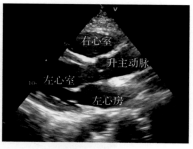

图2-2-2　胸骨旁左心室长轴切面

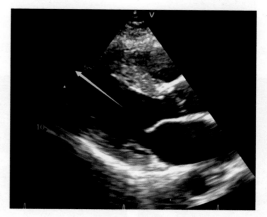

图2-2-3　因选择较低肋间而造成的"心尖上翘"

径应该最长（图2-2-4）。③如果图像显示了过多的左心室结构，则切面应向右肩倾斜，即探头尾部稍向左髂嵴侧倾斜；如果显示了过多的主动脉结构，切面应向左髂嵴侧倾斜，即探头尾部向右肩侧倾斜。我们可以根据需求显示这些不标准切面，例如主动脉夹层时通过倾斜来尽量多地显示主动脉结构（图2-2-5）。

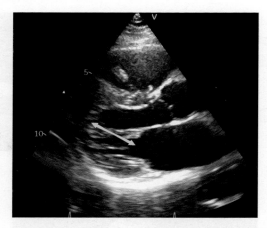

图2-2-4   "短切"的胸骨旁长轴切面，左心室长轴显示较短

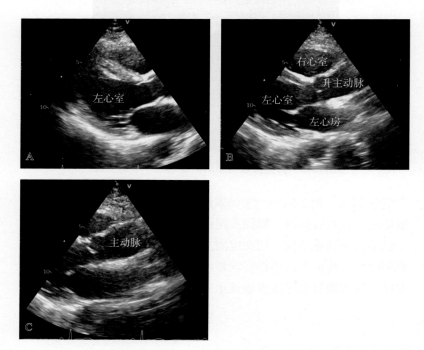

图2-2-5   A图.显示较多左心室；B图.居中显示；C图.显示较多主动脉

探查及测量内容：

1.升主动脉内径、窦管交界处内径、主动脉窦部内径、主动脉瓣环内径和左室流出道内径 见图2-2-6，图2-2-7。

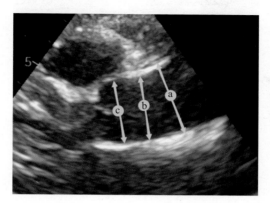

图2-2-6 舒张末期升主动脉（a）、窦管交界（b）、主动脉窦部（c）径线测量

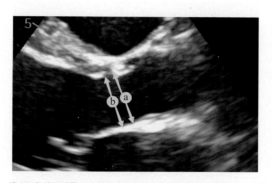

图2-2-7 收缩中期测量主动脉瓣环内径（a）和左室流出道内径（b）

注意：所有径线的测量均应与管壁垂直，超声心动图关于主动脉径线的正常数据是通过前缘法获得的，内径测量通常采用内缘法，时相选择在舒张末期。

2. 左心房前后径 见图2-2-8。

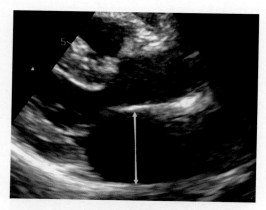

图2-2-8 收缩末期测量左心房前后径

3. 右室流出道内径 见图2-2-9。

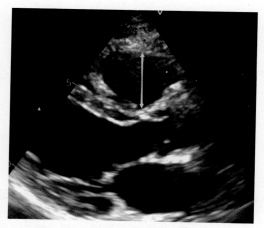

图2-2-9 舒张末期测量右室流出道内径

4.左心室内径，室间隔及左心室后壁厚度，射血分数　见图2-2-10。

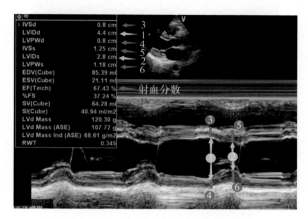

图2-2-10　M型超声左心室相关测量

注：M型超声可快速测得左心室舒张末期内径（1）、左心室收缩末期内径（2）、室间隔舒张末期厚度（3）、室间隔收缩末期厚度（5）、左心室后壁舒张末期厚度（4）、左心室后壁收缩末期厚度（6）。根据这些参数可计算得出大量其他指标，如射血分数、左心室质量指数、相对室壁厚度等

注意：①所有内径的测量应注意测量时相，并且应与管腔或室壁垂直。室壁厚度应测量致密心肌的厚度，避免测到肌小梁、调节束、假腱索或瓣膜组织等（图2-2-11，图2-2-12）。②测量

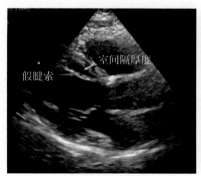
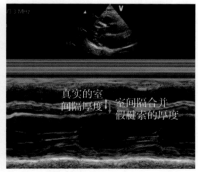

图2-2-11　测量室间隔时应避免假腱索的影响

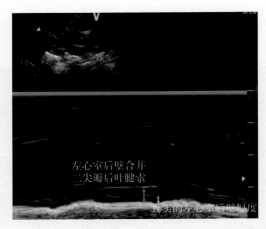

图 2-2-12　测量左心室后壁时应避免二尖瓣后叶腱索的影响

左心室参数时，M 型取样线应与左心室长轴垂直，且位于二尖瓣瓣尖水平，若遇到 "S" 型室间隔时，可将取样线略移向心尖部位。③此处左心室容积及射血分数的计算依赖对左心室构型的数学模型假设，以及用室间隔及左心室壁的部分心肌运动来代表左心室整体，当左心室构型异常或出现节段性室壁运动异常等情况时计算结果不准确。

5.主动脉瓣　见图 2-2-13。

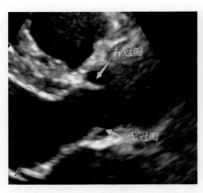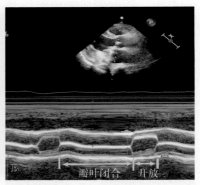

图 2-2-13　A 图.放大显示主动脉瓣结构；B 图.M 型描记主动脉瓣活动曲线

　　注意：①此切面一般显示主动脉瓣的右冠瓣及无冠瓣，可能会忽略左冠瓣病变。②当该切面只显示一个较大的瓣膜时要怀疑主动脉瓣二叶畸形的可能，应结合短轴进行验证。

　　6.二尖瓣　见图2-2-14。

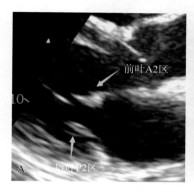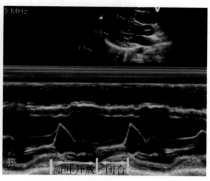

图2-2-14　A图.放大显示二尖瓣结构；B图.通过M型超声显示二尖瓣活动曲线

　　注意：①该切面一般显示的是二尖瓣A2、P2区。②在该切面二维图像或者结合M型超声可观察风湿性二尖瓣损害产生的"城墙征"，左室流出道梗阻引发的"SAM征"及二尖瓣腱索断裂产生的"挥鞭样"瓣叶活动。

　　7.将探查深度适当调深观察胸主动脉及心包、胸腔积液　见图2-2-15，图2-2-16。

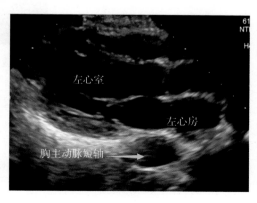

图2-2-15　位于较深位置的胸主动脉

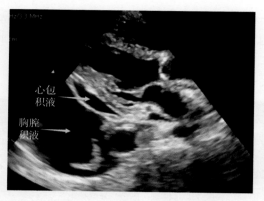

图2-2-16　心包积液及胸腔积液

（二）胸骨旁长轴右室流出道切面

在胸骨旁长轴左心室切面基础上，探头尾部下倾并稍微顺时针旋转（图2-2-17）。

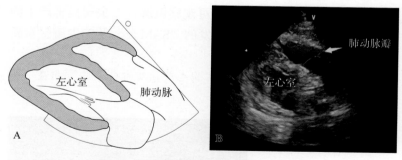

图2-2-17　胸骨旁长轴右室流出道切面

探查及测量内容：①右室流出道；②肺动脉瓣及肺动脉。

（三）胸骨旁长轴右室流入道切面

在胸骨旁长轴左心室切面基础上，探头尾部上倾并指向患者右髋（图2-2-18）。

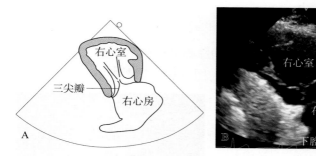

图2-2-18 胸骨旁长轴右室流入道切面

探查及测量内容：①右室流入道；②右心室及三尖瓣。

注意：在该切面图像右侧的瓣叶为三尖瓣前叶，左侧的根据倾斜程度可分别显示后叶和隔叶，与冠状静脉窦较近的瓣叶通常为隔叶。

》三、胸骨旁短轴切面

在胸骨旁长轴左心室切面基础上，将探头顺时针旋转90°即可获得短轴切面（图2-3-1）。

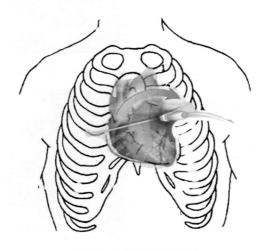

图2-3-1 胸骨旁短轴

（一）胸骨旁短轴大血管水平切面

胸骨旁短轴切面调整至主动脉瓣短轴水平。该切面可根据侧重点不同来适当调整（图2-3-2，图2-3-3，图2-3-4）。

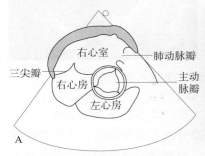
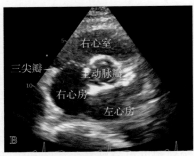

图2-3-2　切面居中，着重显示主动脉瓣

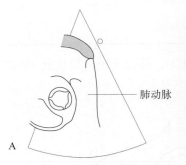
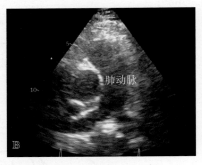

图2-3-3　探头尾部下压并稍做顺时针旋转，着重显示肺动脉

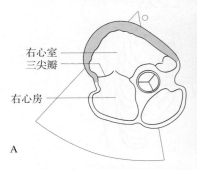
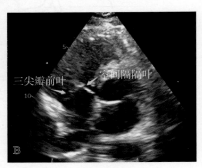

图2-3-4　探头尾部稍向患者左侧倾斜，着重显示三尖瓣

探查及测量内容：

1.主动脉瓣　见图2-3-5。

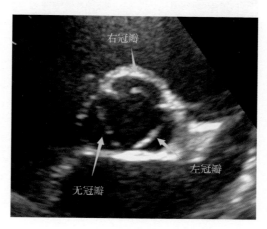

图2-3-5　主动脉瓣三个瓣叶识别

2.肺动脉瓣，肺动脉及分支　见图2-3-6，图2-3-7。

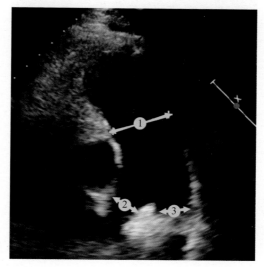

图2-3-6　肺动脉主干（1）、右肺动脉（2）、左肺动脉（3）宽度测量

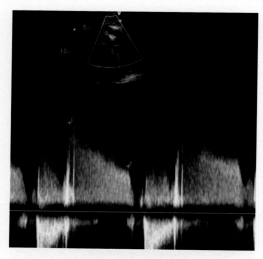

图2-3-7　肺动脉瓣反流频谱

3.三尖瓣　见图2-3-8。

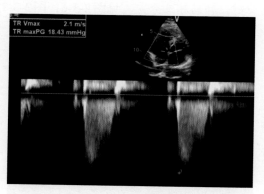

图2-3-8　三尖瓣反流频谱

4.左右心房及房间隔

5.右室流出道　见图2-3-9。

注意：在该切面也可观测冠状动脉主干及左心耳（图2-3-10，图2-3-11）。

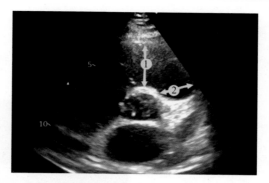

图2-3-9 舒张末期测量右室流出道近端（1）及远端（2）内径

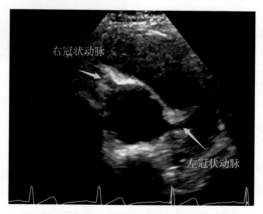

图2-3-10 左右冠状动脉主干

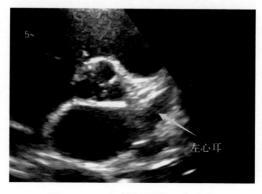

图2-3-11 短轴切面显示左心耳

（二）胸骨旁短轴二尖瓣水平切面

胸骨旁短轴切面向心尖方向下移调整至二尖瓣短轴水平（图
2-3-12）。

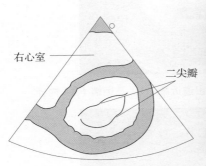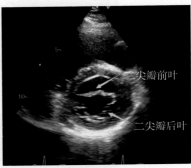

右心室

二尖瓣

二尖瓣前叶

二尖瓣后叶

图2-3-12　胸骨旁短轴二尖瓣水平切面

注意：二尖瓣从瓣尖到瓣环有一定的距离，在此切面测量二
尖瓣开口面积时应注意保持与左心室长轴垂直，扫查至最小的二
尖瓣口。

探查及测量内容：①二尖瓣（图2-3-13）；②左心室基底段
厚度及活动情况；③右心室基底段厚度及活动情况。

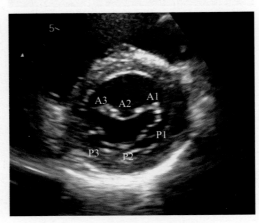

图2-3-13　短轴显示二尖瓣分区

（三）胸骨旁短轴乳头肌水平切面（图2-3-14）

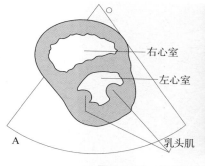
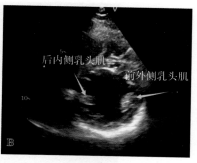

图2-3-14　胸骨旁短轴乳头肌水平切面

探查及测量内容：①乳头肌（前外侧与后内侧乳头肌）；②左心室中段厚度及活动情况；③右心室中段厚度及活动情况。

（四）胸骨旁短轴心尖水平切面（图2-3-15）

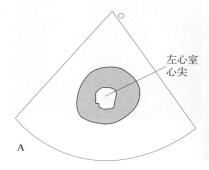
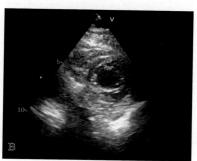

图2-3-15　胸骨旁短轴心尖水平切面

探查及测量内容：①心尖部肌小梁；②左心室心尖段厚度及活动情况。

注意：①胸骨旁3个水平的左心室短轴切面在左心室构型正常时均应显示为圆形，若显示为椭圆形提示声束与左心室长轴没有垂直（图2-3-16）。②胸骨旁3个水平的左心室短轴切面可观测心包积液的情况，其中在二尖瓣水平切面倾斜不标准时应注意不要将增宽的冠状静脉窦误认为积液（图2-3-17）。

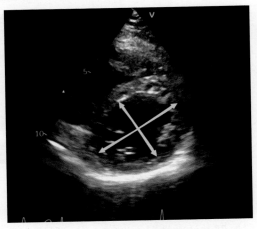

图 2-3-16 不标准的椭圆形短轴切面

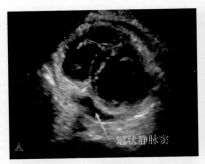
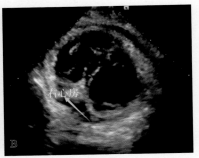

图 2-3-17 A图.短轴显示冠状静脉窦与积液类似；B图.显示冠状静脉窦汇入右心房（视频2-1扫描二维码）

视频 2-1

注意：①一般情况下胸骨旁短轴心尖水平切面应仅显示左心室心尖，如果右心室扩大则可能在该切面显示。②以上4个短轴切面均应观察房间隔及室间隔是否存在异常分流情况。

》四、心尖切面

首先通过触诊找到心尖搏动点，探头移动至心尖搏动点上并指向患者右肩。

（一）心尖四腔心切面

探头移动至心尖搏动点上并指向患者右肩，探头标识指向左肩（图2-4-1）。

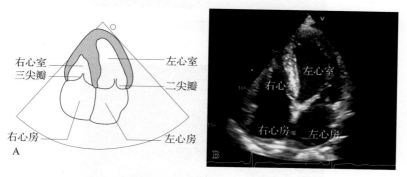

图2-4-1　心尖四腔心切面

探查及测量内容：

（1）左心房、左心室（图2-4-2，图2-4-3）。

（2）右心房、右心室：心尖四腔心切面将左侧心腔置于屏幕中央，因此右侧心腔显示效果通常差，想要更好观测右心可通过聚焦于右心室的心尖四腔切面显示，或通过改良的心尖四腔心切面显示（图2-4-4至图2-4-8）。

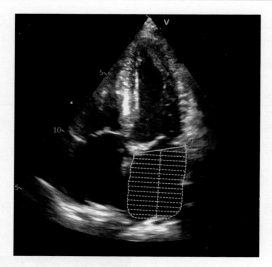

图2-4-2 测量左心房容积

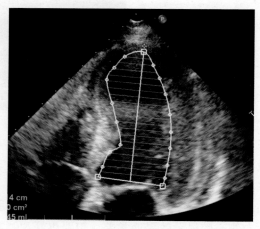

图2-4-3 左心室Simpson法四腔心切面

注：勾画心内膜测量左心室容量（需分别测量舒张期及收缩期的容量）

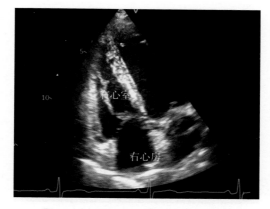

图2-4-4　聚焦于右侧的四腔心切面

注：一般通过将切面右移即探头尾部向患者左侧倾斜获得

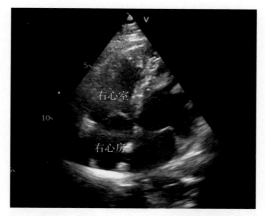

图2-4-5　改良的心尖四腔心切面

注：一般通过探头稍向患者右侧滑动同时尾部向患者右侧滑动获得

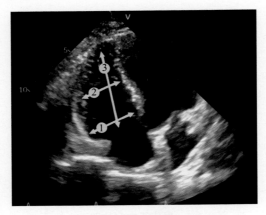

图2-4-6   右心室径线测量

注：通过心尖四腔心切面（聚焦于右心室侧）在舒张末期测量右心室基底段内径（1），中段内径（2），长径（3）

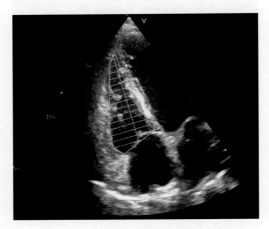

图2-4-7   右心室面积变化分数测量

注：通过心尖四腔心切面（聚焦于右心室侧）测量右心室面积变化分数（需分别勾画舒张期及收缩期右心室心腔）

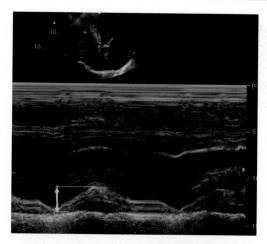

图2-4-8　三尖瓣环收缩期移动度测量

注：M型取样线经过三尖瓣环后测量三尖瓣环收缩期运动幅度，评估右心室收缩功能

（3）房间隔、后室间隔。

注意：在标准心尖四腔心切面房间隔卵圆窝隔膜菲薄，且与声束平行，反射面很小，经常出现回声缺失，不能轻易诊断房间隔缺损，需结合彩色多普勒及其他切面判断（图2-4-9）。

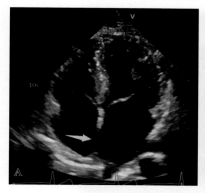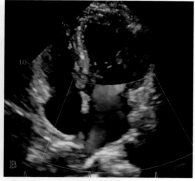

图2-4-9　A图.心尖四腔心显示卵圆窝附近回声缺失（视频2-2扫描二维码）；B图.彩色多普勒未见异常分流（视频2-3扫描二维码）

视频2-2　　　　　　　　视频2-3

（4）二尖瓣、三尖瓣（图2-4-10，图2-4-11）。

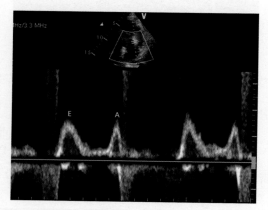

图2-4-10　脉冲多普勒测量二尖瓣E、A峰

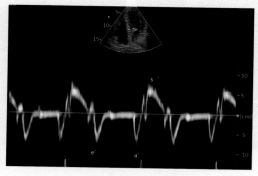

图2-4-11　组织多普勒测量二尖瓣e′、a′、s′峰

注意：①E、A峰的识别有时在没有同步心电图而且患者心率较慢时有难度，区别是A峰的后面一般会存在或强或弱的收缩期信号（基线下方），因为在收缩期会有部分流出道血流经过取样容积；另外，E峰的速度时间积分一般大于A峰的（图2-4-12）。②组织多普勒可提供丰富的时间参数（图2-4-13）。③四腔心切面通常显示二尖瓣的A2及P1/P2区。④在心尖四腔心切面基础上，切面向下后方移动及探头尾部稍上移，可显示冠状静脉窦（图2-4-14）。

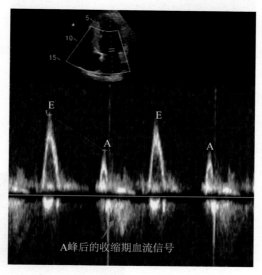

图2-4-12　E、A峰区分技巧

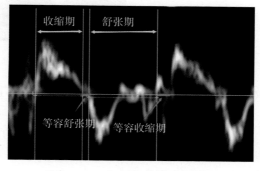

图2-4-13　组织多普勒时间参数

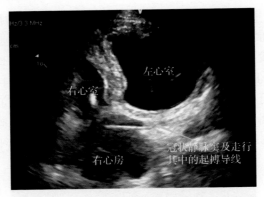

图2-4-14 显示冠状静脉窦及冠状静脉窦内的起搏导线

（二）心尖两腔心切面

心尖两腔心切面是四腔心切面基础上通过逆时针旋转探头60°获得（图2-4-15）。

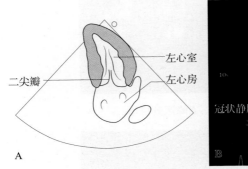
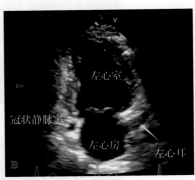

图2-4-15 心尖两腔心切面

探查及测量内容：①左心房、左心室（图2-4-16）；②二尖瓣。

注意：标准心尖两腔心切面二尖瓣通常显示的是A1和P3区，切面稍调整可出现显示三段瓣叶的情况，分别显示P1、A3、P3三个区域（图2-4-17）。

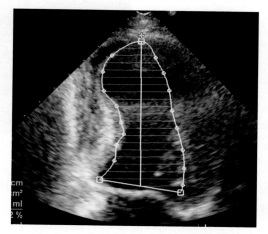

图2-4-16　左心室Simpson法心尖两腔心切面

注：勾画心内膜，测量左心室容量（需分别测量舒张期及收缩期的容量）

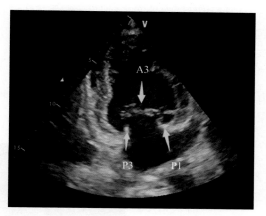

图2-4-17　显示二尖瓣三个区域的情况

（三）心尖长轴切面

心尖长轴切面是两腔心切面基础上逆时针旋转探头60°获得（图2-4-18）。

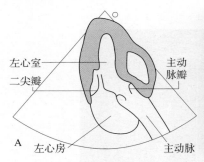
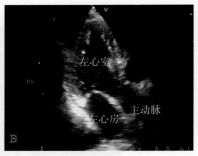

图2-4-18　心尖长轴切面

探查及测量内容：①左心房、左心室；②前室间隔；③二尖瓣、主动脉瓣；④左室流出道。

注意：①心尖长轴切面一般显示的是二尖瓣A2、P2区及主动脉瓣的右冠瓣和无冠瓣。②心尖四腔心切面、心尖两腔心切面及心尖长轴切面，三个切面应以左心室长轴为轴线分别进行旋转获得。③心尖长轴切面与胸骨旁长轴切面重合，区别在于探头放置的部位不同。

（四）心尖五腔心切面

心尖五腔心切面是在四腔心切面基础上，切面向前扫查获得，即需探头尾部下压（图2-4-19）。

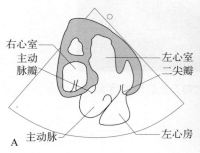
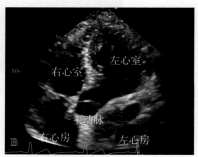

图2-4-19　心尖五腔心切面

探查及测量内容：①左心房、右心房；②右心室；③前室间隔；④二尖瓣、主动脉瓣（图2-4-20）；⑤左室流出道（图2-4-21）。

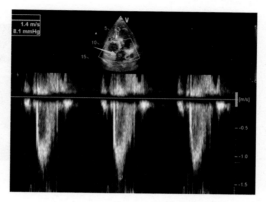

图2-4-20　测量主动脉瓣流速

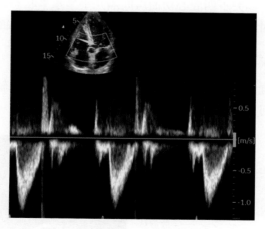

图2-4-21　测量左室流出道流速

》五、剑突下切面

患者屈膝仰卧、放松腹部，配合吸气，并将探头置于剑突下。

（一）剑突下四腔心切面

探头置于剑突下，探头稍朝前倾斜，探头标识指向患者左肩，整体接近冠状位（图2-5-1）。

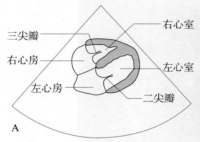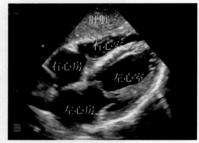

图2-5-1　剑突下四腔心切面

探查及测量内容：与心尖四腔心类似。

注意：剑突下四腔心切面房间隔几乎呈水平状态，有较大的反射面，因此在观察房间隔缺损时优于心尖四腔心切面。

（二）剑突下下腔静脉长轴切面

探头置于剑突下位置并稍偏右侧，声束与患者长轴平行，探头标识指向头侧（图2-5-2）。

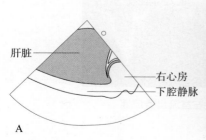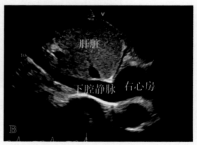

图2-5-2　剑突下下腔静脉长轴切面

探查及测量内容：下腔静脉及肝静脉（图2-5-3）。

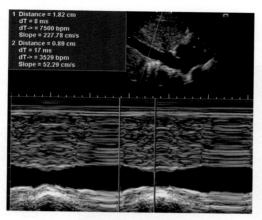

图2-5-3　测量下腔静脉宽度及吸气塌陷率

注意：应于呼气末，于紧邻肝静脉入口的近心段，距右心房开口0.5 ～ 3.0cm 处测量下腔静脉（IVC）内径。吸气塌陷率测量应包含完整的呼吸周期。

（三）剑突下双房心切面

探头置于剑突下近右肋缘位置，探头标识指向患者右肩，探头向左后方倾斜（图2-5-4）。

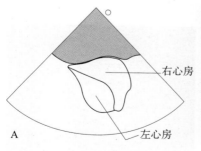

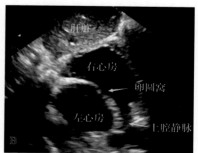

图2-5-4　剑突下双房心切面

探查及测量内容：①左心房、右心房；②房间隔；③上下腔静脉。

注意：剑突下双房心切面是探查房间隔缺损及卵圆孔未闭的重要切面（图2-5-5）。

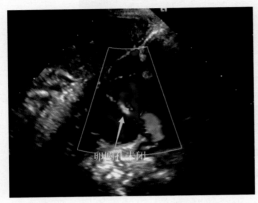

视频2-4

图2-5-5　卵圆孔未闭（视频2-4扫描二维码）

》六、胸骨上切面

患者应去枕并抬下颌，将探头置于胸骨上窝。

胸骨上主动脉弓长轴切面

探头置于胸骨上窝，探头标识指向12点到1点时针方向，声束通过右乳头及左肩（图2-6-1，图2-6-2）。

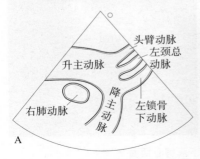

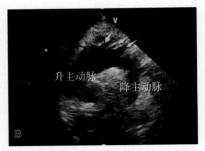

图2-6-1　胸骨上主动脉弓长轴切面

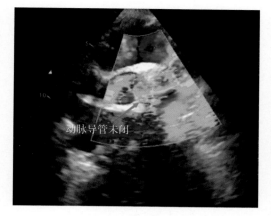

视频2-5

图2-6-2　胸骨上主动脉弓长轴切面显示动脉导管未闭（视频2-5扫描二维码）

探查及测量内容：①升主动脉远端，主动脉弓，降主动脉近端；②头臂干，左颈总动脉，左锁骨下动脉；③右肺动脉。

第三部分

常见疾病

》》一、冠心病

（一）室壁运动异常

发生心肌缺血或心肌梗死在超声心动图检查主要表现为室壁运动异常。

通过三个长轴切面和三个短轴切面可以较完整评价左心室的室壁运动情况，这些切面可以涵盖左心室所有的心肌节段（图3-1-1至图3-1-5）。

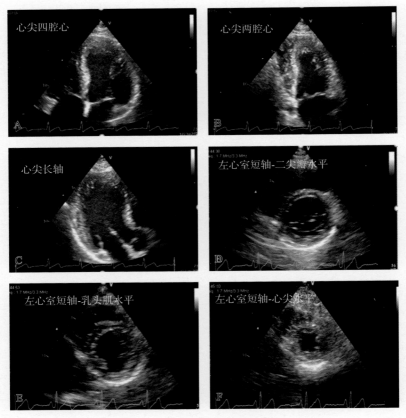

图3-1-1　观测室壁运动异常的切面

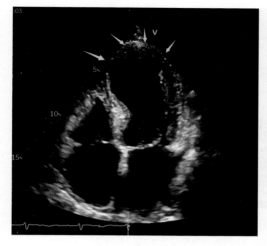

视频 3-1

图 3-1-2　心尖四腔心切面

注：显示心尖部室壁运动减低，左心室心尖部心肌变薄、回声增强、运动减低（视频 3-1 扫描二维码）

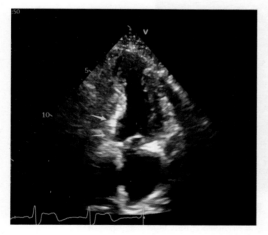

视频 3-2

图 3-1-3　心尖两腔心切面

注：显示下壁基底段室壁运动减低（视频 3-2 扫描二维码）

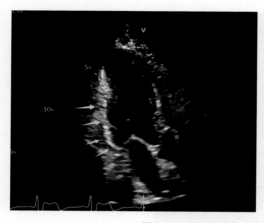

视频 3-3

图 3-1-4　心尖长轴切面

注：显示下侧壁基底段、中段运动幅度减低（视频 3-3 扫描二维码）

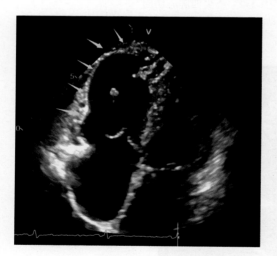

视频 3-4

图 3-1-5　聚焦于右心室的心尖四腔心切面

注：显示右心室壁运动弥漫性减低（视频 3-4 扫描二维码）

注意：①建议单独分析各个节段，并根据其运动和收缩增厚情况分别计分，能在多个切面中确认各节段的功能则最为理想。节段计分方法如下：运动正常或亢进＝1，运动减弱＝2，无运动（无室壁增厚）＝3，运动反向（收缩期矛盾运动）＝4，室壁瘤（舒张期变形）＝5。室壁运动计分指数可通过用各节段所有分数之和除以被计分的心肌节段总数来获得。②发生室壁运动异常时，应采取双平面Simpson法测量左心室射血分数。

（二）相关并发症

1.室壁瘤 梗死区心肌坏死、纤维化，常累及心肌全层，心腔内压力使其逐渐向外膨胀形成。超声典型表现为心肌变薄、矛盾运动、回声增强，并伴有该处心腔的膨出（图3-1-6）。

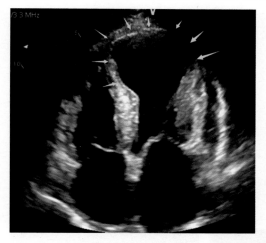

视频3-5

图3-1-6 左心室心尖部室壁瘤（视频3-5扫描二维码）

2.假性室壁瘤 是因心肌梗死导致游离壁破裂，并与局部心包或血栓包裹粘连形成。超声某些特点与室壁瘤类似，本质区别在于假性室壁瘤存在心肌连续性中断（图3-1-7）。

3.室间隔穿孔 心肌梗死发生于室间隔后，室间隔心肌发生穿孔。超声表现为室间隔局部心肌连续中断并出现左向右分流（图3-1-8，图3-1-9）。

注意：有些穿孔位置比较隐蔽，不应单从心尖四腔切面或某一个切面确认，应多切面长短轴结合，避免误诊（图3-1-10）。

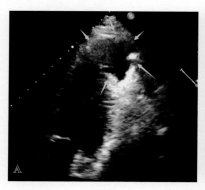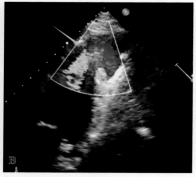

图3-1-7　左心室心尖部假性室壁瘤

注：A图.假性室壁瘤，心肌连续性出现中断；B图.血流出现明显的汇聚（视频3-6、视频3-7扫描二维码）

视频3-6

视频3-7

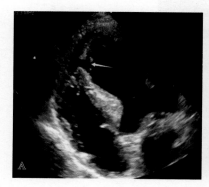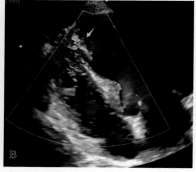

图3-1-8　室间隔心尖段穿孔

注：A图.室间隔心尖段出现连续中断；B图.彩色多普勒显示高速过隔血流（视频3-8、视频3-9扫描二维码）

视频3-8　　　　　　　　　　视频3-9

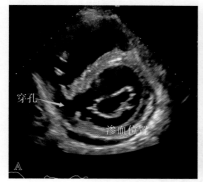 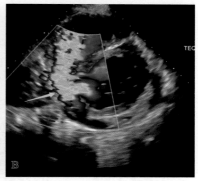

图3-1-9　室间隔基底段穿孔

注：A图.下室间隔基底段出现连续中断，并且下壁基底段局部残存心肌出现渗血，造成心包积液；B图.彩色多普勒显示高速过隔血流（视频3-10、视频3-11扫描二维码）

视频3-10　　　　　　　　　视频3-11

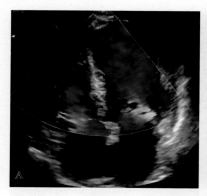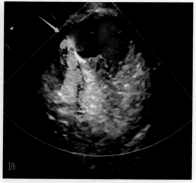

图3-1-10　室间隔心尖部后缘穿孔

注：A图.常规四腔心切面未见穿孔；B图.通过非标准切面观察到位于心尖部后缘的穿孔（视频3-12、视频3-13扫描二维码）

视频3-12　　　　　　　视频3-13

4.附壁血栓形成　心肌梗死部位出现炎症反应，并伴随该部位功能减低出现血流缓慢情况，可形成附壁血栓。超声表现为梗死区内心内膜表面附着团块样回声。根据血栓新鲜程度其回声强度不同；多数呈宽基底"新月形"，活动度较低，也可呈其他形状并出现较大活动度（图3-1-11）。

注意：左心室附壁血栓较常见，不应忽视右心室血栓的可能性，右心室血栓相对少见且更难鉴别（图3-1-12）。

5.二尖瓣反流　因心肌梗死后心室扩大，造成二尖瓣环扩张、乳头肌下移，或乳头肌缺血产生功能障碍甚至出现断裂（图3-1-13）。

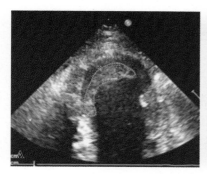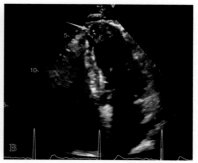

图 3-1-11　左心室附壁血栓

注：A图."新月"形左心室心尖部附壁血栓；B图."团块"样附壁血栓

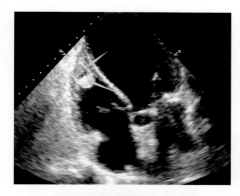

图 3-1-12　右心室心尖部
附壁血栓

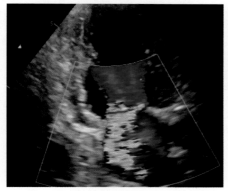

视频 3-14

图 3-1-13　下壁心肌梗死后出现新发的二尖瓣反流（视频3-14扫描
二维码）

》二、瓣膜性心脏病与人工瓣膜

（一）主动脉瓣狭窄

主动脉瓣（图3-2-1）狭窄常见病因是三叶瓣膜钙化狭窄、二叶瓣膜外加钙化及风湿性瓣膜病。三叶瓣狭窄主要见于老年人（＞75岁），二叶瓣狭窄患者年龄相对较小（＜65岁）。

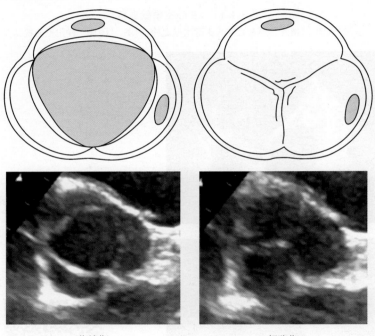

收缩期　　　　　　　　　　　舒张期

图3-2-1　正常主动脉瓣（A.收缩期；B.舒张期）

1.三叶主动脉瓣狭窄特点　钙化部位主要在各瓣叶中央和基底部分，而非瓣叶对合缘部分。收缩孔常呈星形（图3-2-2）。

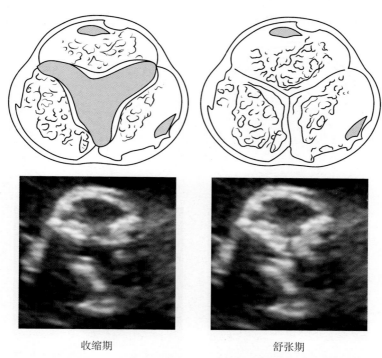

收缩期　　　　　　　　　　　　舒张期

图3-2-2　三叶主动脉瓣钙化（A.收缩期；B.舒张期）

2.二叶瓣主动脉瓣狭窄特点　左冠瓣、右冠瓣融合约占80%，右冠瓣、无冠瓣融合约占20%，左冠瓣、无冠瓣融合罕见。最可靠的诊断依据是收缩期可见2个瓣尖与2个结合部构成椭圆形的收缩孔（图3-2-3）。

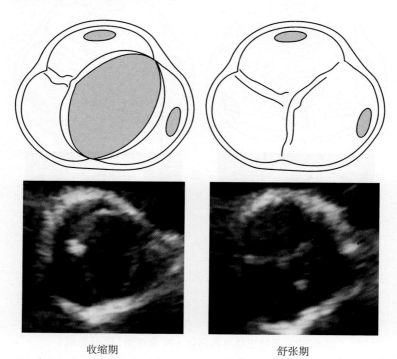

收缩期　　　　　　　　　　　　　　　舒张期

图3-2-3　二叶主动脉瓣（A.收缩期可见右冠瓣与无冠瓣融合；B.舒张期）

3.风湿性主动脉瓣狭窄特点　瓣膜对合缘部分融合，并且沿该部分增厚、钙化。收缩孔常呈三角形（图3-2-4）。

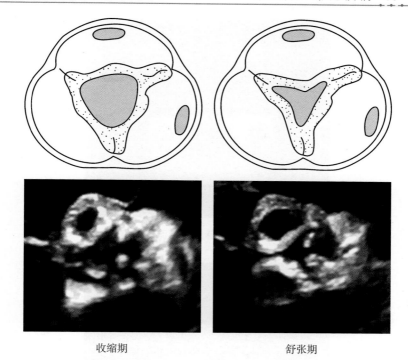

收缩期   舒张期

图 3-2-4   风湿性主动脉瓣损害（A.收缩期；B.舒张期）

注意：①主动脉根部和升主动脉的扩张可间接提示可能存在二叶式主动脉瓣。②瓣叶的严重钙化可掩盖瓣叶的数量。③儿童和青少年二叶瓣狭窄可无钙化，辐射造成的三叶瓣瓣膜钙化可发生于年轻患者。

4.狭窄程度常用评估方法

（1）主动脉瓣峰值血流速度：主动脉瓣峰值血流速度随狭窄程度加重而加快，测量方法简单直观，但需血流与声束平行，有角度依赖性，且受血流量影响（图3-2-5）。

（2）主动脉瓣平均跨瓣压差：平均跨瓣压差是通过描记速度曲线而计算得出，与心导管测量的数据相关性好，准确性依赖血流速度的测量，同样受血流量影响（图3-2-6）。

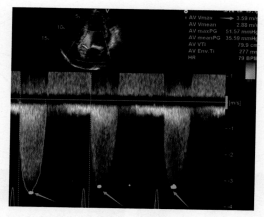

图3-2-5 主动脉瓣峰值流速测量

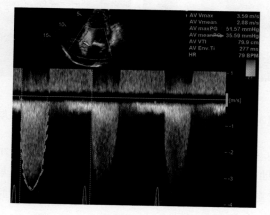

图3-2-6 主动脉瓣平均跨瓣压差测量

注意：①多普勒的角度依赖性，避免多普勒声束与射流束夹角过大，不应使用角度校正。②窦性心律时需测量3个或以上心动周期的平均值，心律失常时至少需测量连续5个心动周期；连续的心动周期中应避免期前收缩（早搏）后的1个周期。

（3）主动脉瓣口面积连续方程法：连续方程法主动脉瓣瓣口面积的计算条件是通过左室流出道和主动脉瓣的血流量相等，即主动脉瓣水平的每搏量等于左室流出道水平的每搏量。相对上述方法血流量影响小，但受左室流出道测量参数准确性的影响（图3-2-7）。

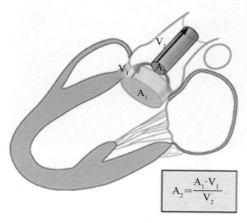

$$A_2 = \frac{A_1 \cdot V_1}{V_2}$$

图3-2-7　主动脉瓣口面积（A_2）的计算

注：其中 A_1 为左室流出道面积，可通过左室流出道直径的测量间接得出（假设左室流出道横截面为圆形，可通过直径计算面积）；V_1 为左室流出道流速，V_2 为主动脉瓣流速，其均可通过直接测量得到

注意：①左室流出道直径需在放大模式下胸骨旁长轴切面收缩中期，在平行于主动脉瓣的平面，从室间隔处心内膜至二尖瓣前叶（内缘至内缘）处测量；也有研究在距瓣环水平0.3～1.0cm处测量（图3-2-8）。②左室流出道速度记录应在与直径测量相同的解剖水平进行，使用脉冲多普勒，取样容积长度为3～5mm，速度曲线应为平滑的窄线（层流曲线）。③严重的钙化延伸至二尖瓣和左室流出道及S型室间隔均会影响左室流出道直径的测量。因其血流加速在瓣环附近甚至更近端的位置发生，我们应将取样容积向心尖方向移动0.5～1cm以获得一个层流曲线，当然也应该在这个位置测量直径。④我们假设左室流出道横截面为圆形，实际上大多数患者左室流出道呈椭圆形，可产生测量误差。左室流出道直径测量观察者间和观察者内变异性较大，是误差的最大来源。

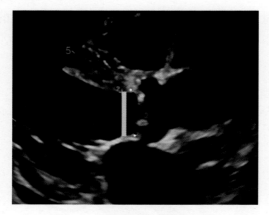

图3-2-8　左室流出道内径测量

5.狭窄程度分级　见表3-2-1。

表3-2-1　主动脉瓣狭窄程度分级

测量项	主动脉硬化	轻度	中度	重度
峰值流速（m/s）	≤2.5	2.6～2.9	3～4	≥4
平均压差（mmHg）	—	<20	20～40	≥40
主动脉瓣口面积（cm²）	—	>1.5	1.5～1	<1
主动脉瓣口面积指数（cm²/m²）*	—	>0.85	0.60～0.85	<0.6
速度比值	—	>0.50	0.25～0.5	<0.25

*主动脉瓣口面积指数是将瓣口面积按体表面积校正，速度比值为左室流出道流速比主动脉瓣流速

注意：因速度和压差是依赖血流量的，所以一些低跨瓣血流灌注的患者（如每搏指数SVi<35ml/m²）可能伴有严重的主动脉瓣狭窄，而血流流速和压差均不高。而高跨瓣血流情况下，峰值流速≥4m/s，平均压差≥40mmHg，而瓣口面积可能≥1cm²（如伴主动脉瓣反流，发热、贫血、甲状腺功能亢进、透析所致的动静脉瘘等）。因此需要更加完整的评估（图3-2-9）。

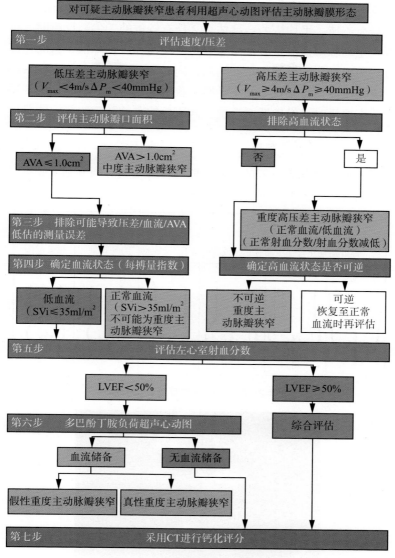

图 3-2-9 **主动脉瓣狭窄评估流程图**

注意：①伴有轻或中度主动脉瓣反流，几乎不影响狭窄程度的判断；严重主动脉瓣反流的患者，最大流速、平均跨瓣压差和连续方程瓣膜面积的测量仍然准确，但因其具有较大的反流量，其最大流速、平均压差会高估。②伴有较重的二尖瓣反流时，可因跨主动脉瓣血流量减低而导致跨瓣流速和压差降低，这时连续方程瓣膜面积的计算仍是准确的；同时要避免将同样背离探头的二尖瓣反流信号误认为是主动脉瓣狭窄的信号。③合并二尖瓣狭窄或高血压时可发生低血流量、低压差的主动脉瓣狭窄的情况。

（二）主动脉瓣反流

造成主动脉瓣反流的病因一般可分为主动脉病变和瓣膜本身病变两种主要类型（图3-2-10，图3-2-11）。

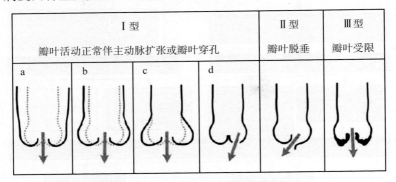

图3-2-10　主动脉瓣反流详细分型

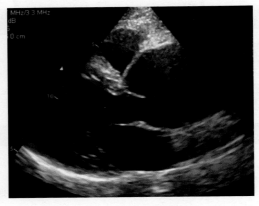

图3-2-11　主动脉瘤样扩张

1.反流程度评估常用方法

（1）反流束大小：具体有多种方法。①紧邻反流口的反流束宽度或瓣下1cm处的反流束横截面积；②左心室长轴切面近端最大反流束宽度及其与左室流出道直径之比；③胸骨旁短轴切面反流束的横截面积及其与左室流出道面积之比（图3-2-12，图3-2-13）。

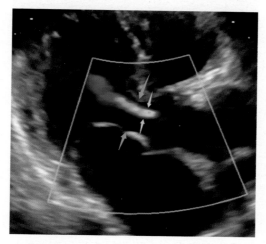

图3-2-12 左心室长轴切面近端最大反流束宽度及其与左室流出道直径之比

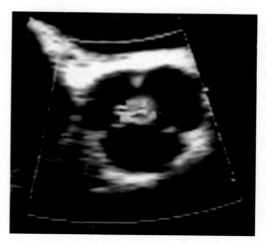

图3-2-13 胸骨旁短轴切面反流束的横截面积及其与左室流出道面积之比

（2）流颈宽度：流颈宽度是指在主动脉瓣水平，紧邻血流汇聚区下方反流束的颈部宽度。可靠的流颈宽度应清晰显示三个要素：血流汇聚区、流颈宽度、反流束（图3-2-14）。

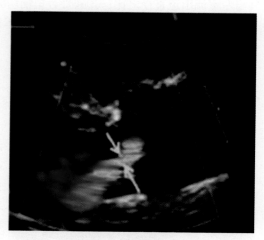

图3-2-14　流颈宽度测量

注意：①反流束宽度和面积测量应将尼奎斯特极限（血流速度标尺）调整在50～60cm/s。②左心室内的反流束长度不是评估主动脉瓣反流程度的合适指标。③偏心反流的反流束宽度可能低估反流程度。④流颈宽度与反流束宽度不同，由于反流束通过流颈后迅速扩大，流颈宽度明显小于反流束宽度。

2.反流程度分级　见表3-2-2。

表3-2-2 主动脉瓣反流程度分级的特异性、支持性指征和定量参数

分项	轻度	中度	重度
特异性指征	• 中心性反流束，与左室流出道道宽度比<25% • 流颈宽度<0.3cm& • 无或短暂的降主动脉内反向血流	特异性指征大于轻度，又达不到重度的标准	• 中心性反流束，与左室流出道宽度比≥65%& • 流颈宽度>0.6cm&
支持性指征	• 压力降半时间>500ms • 左心室大小正常*	介于轻度和重度之间	• 压力降半时间<200ms • 主动脉内全舒张期血流反向 • 中度至重度的左心室扩大**

定量参数	轻度	轻-中度	中-重度	重度
反流量（ml/beat）	<30	30~44	45~49	≥60
反流分数（%）	<30	30~39	40~49	≥50
有效反流口面积（cm²）	<0.10	0.10~0.19	0.20~0.29	≥0.30

*左心室大小仅适用于慢性病变。二维测量的正常值：左心室短轴≤2.8cm/m²，左心室舒张末期容积≤82ml/m²

&尼奎斯特极限设置为50~60cm/s

**不伴有二尖瓣狭窄或其他原因引起的左心室扩大的其他病因

（三）二尖瓣狭窄

二尖瓣（图3-2-15）狭窄的病因主要是风湿热，其次为退行性病变，其他病因较为少见，如先天性二尖瓣狭窄、炎症性疾病（如系统性红斑狼疮）、浸润性病变、癌样心脏病及药物导致的瓣膜病。

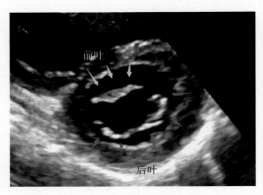

图3-2-15 正常二尖瓣口

1.风湿性二尖瓣狭窄的主要特点 主要病理改变是前后叶交界区的粘连，其次为瓣下腱索融合、缩短及瓣叶增厚，在病程晚期，瓣膜发生钙化可进一步限制瓣膜的运动。风湿性二尖瓣狭窄的瓣叶增厚和钙化主要发生在瓣叶尖部（图3-2-16）。

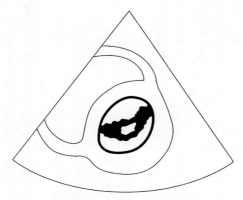

图3-2-16 风湿性二尖瓣狭窄

2.退行性病变　退行性病变导致二尖瓣狭窄较为少见，主要是二尖瓣环的钙化，多见于老年人，且常与高血压、动脉粥样硬化并存，有时尚合并主动脉瓣狭窄。退行性二尖瓣狭窄的瓣叶增厚和钙化则以瓣叶根部为主（图3-2-17）。

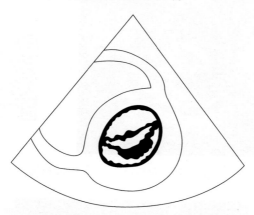

图3-2-17　退行性二尖瓣狭窄

　　注意：①一些相关征象：在长轴切面舒张期运动受限呈"穹顶样"改变，短轴切面出现"鱼口征"，M型超声出现"城墙"征，均提示二尖瓣狭窄（图3-2-18至图3-2-20）。②二尖瓣狭窄伴心房颤动（房颤）时要仔细探查心房及心耳是否存在血栓（图3-2-21）。

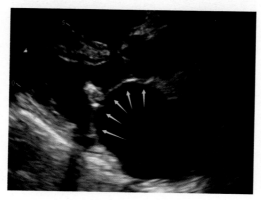

图3-2-18　二尖瓣舒张期"穹顶样"改变

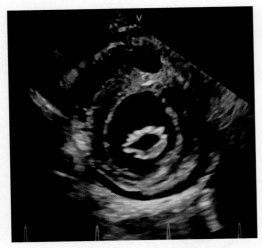

视频 3-15

图 3-2-19　二尖瓣"鱼口征"（视频 3-15 扫描二维码）

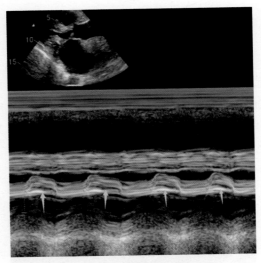

图 3-2-20　M 型超声 "城墙" 征

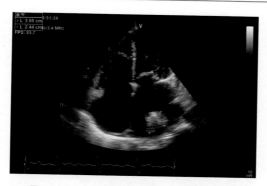

图 3-2-21　二尖瓣狭窄合并左心房血栓

3.狭窄程度常用评估方法

（1）二维测量瓣口面积：直接在短轴切面显示最小的瓣口面积，沿瓣口内缘描记面积，包括瓣叶交界区的开放部分。该方法与解剖实测相关性最好，受血流状态影响较小，是其他方法的参照，但技术要求较高（图3-2-22）。

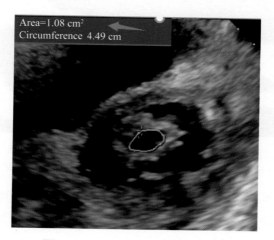

图 3-2-22　二维描记测量瓣口面积

注意：①二维测量瓣口面积的最佳时相是舒张中期，心房颤动时应取多个周期平均值。②评估二尖瓣瓣口面积应使用多种不同方法，特别是心房颤动同时又存在不完全性瓣叶交界区粘连。钙化较重或瓣口面积特殊时可靠性较差。③二维法对技术熟练程度和经验要求较高，要确定检测平面恰好在二尖瓣瓣口位置（3-2-23）。

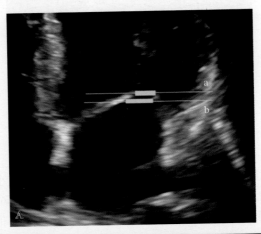

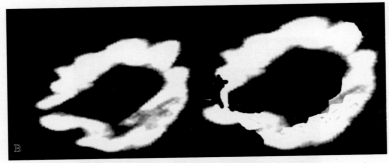

图3-2-23　二尖瓣瓣口二维法面积测量断面选择
注：a.检测平面恰好在二尖瓣瓣口位置；b.高估瓣口面积

（2）平均跨瓣压差：平均跨瓣压差是通过描记速度曲线而计算得出，存在多普勒角度依赖性，受心率、心排血量及二尖瓣反流影响（图3-2-24）。

注意：①多普勒的角度依赖性，避免多普勒声束与射流束夹角过大。②测量平均跨瓣压差时，需同时报告心率。对心房颤动患者的平均压差测算，应选取5个变异较小且尽可能接近正常心

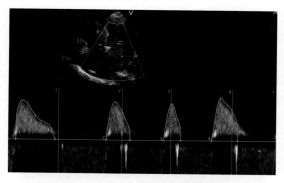

图 3-2-24 平均跨瓣压差描记

率的 R-R 间期进行检测并取其平均值。

（3）压力减半时间：压力减半时间的定义是二尖瓣舒张早期最大压力阶差自峰值开始下降到达该压力阶差值一半所用的时间，以"ms"为单位。舒张期跨二尖瓣血流速度的下降与二尖瓣口面积成反比，因此可根据压力减半时间给出瓣口面积，该方法简单易行，但受其他因素影响较大（图3-2-25）。

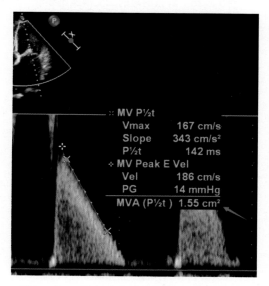

图 3-2-25 压力减半时间测量二尖瓣口面积

　　注意：①应避免选择舒张期偏短的心动周期进行（图3-2-26）。②有时下降支斜率呈"双峰"，即二尖瓣血流频谱E峰速度在舒张早期的下降较后续部分更快。此种状态下，对E峰减速斜率的测量推荐选取舒张中期的下降支而不是早期部分（图3-2-27）。③对伴有严重主动脉瓣关闭不全时会使压力减半时间缩短。④对伴有舒张功能异常或老年退行性变导致的钙化性二尖瓣狭窄的评估不可靠，应避免使用。

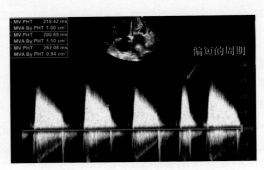

图3-2-26　舒张期短的二尖瓣血流频谱

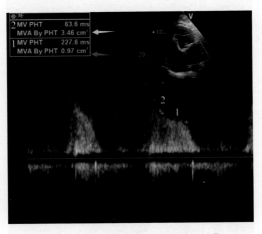

图3-2-27　二尖瓣频谱呈"双峰"

注：压力减半时间的测量，应采取图中（1）的测量

4.狭窄程度分级 见表3-2-3。

表3-2-3 推荐使用的二尖瓣狭窄程度分级

项目	轻度	中度	重度
特征表现			
瓣口面积（cm²）	＞1.5	1.0～1.5	＜1.0
辅助性指标			
平均压差（mmHg）*	＜5	5～10	＞10
肺动脉压力（mmHg）	＜30	30～50	＞50

*适用于窦性心律，且心率为60～80次/分的患者

注意：二尖瓣狭窄程度的常规评估应该联合应用平均压差、二维超声法测定瓣口面积，以及压力减半时间等方法。当上述检查结果之间不一致时，除非声窗很差，一般用二维超声测定的瓣口面积作参照。

（四）二尖瓣反流

二尖瓣体包括瓣叶、腱索、乳头肌、瓣环及支撑它们的左心室壁，其中任何一个结构出现问题都可能导致不同程度的反流。其中原发性反流是由于二尖瓣解剖结构异常，功能性反流继发于左心室扩大（图3-2-28，图3-2-29）。

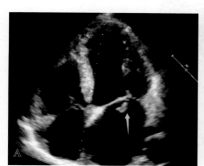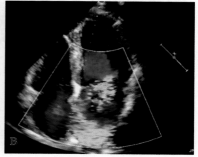

图3-2-28 腱索断裂造成的二尖瓣反流（视频3-16、视频3-17扫描二维码）

视频3-16　　　　　　　视频3-17

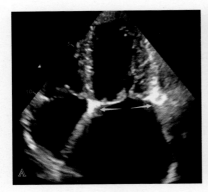
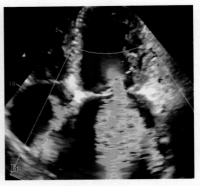

图3-2-29　心室扩大导致的二尖瓣反流（视频3-18、视频3-19扫描二维码）

视频3-18　　　　　　　视频3-19

1.反流程度评估常用方法

（1）反流面积或反流面积/心房面积比例：在心尖切面勾画最大的反流束的面积及心房的面积（图3-2-30）。

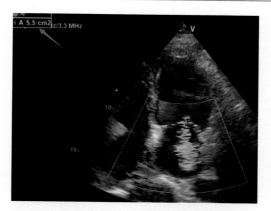

图3-2-30　勾画反流束面积

　　注意：①偏心性反流通常显示的面积较小，不适合使用反流面积来评估（图3-2-31）。②受血流动力学影响，心功能较差时可能会低估反流程度。

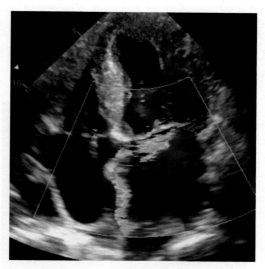

图3-2-31　二尖瓣偏心反流

　　（2）流颈宽度：测量二尖瓣反流束最窄的部分或反流束颈部的宽度（图3-2-32）。

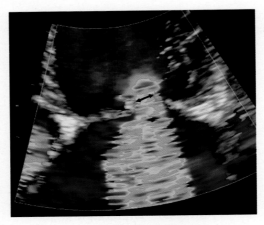

图 3-2-32　流颈宽度的测量

　　注意：①心尖两腔切面，由于平行于二尖瓣对合线有时即使是轻度的二尖瓣反流也显示为较宽的流颈，因此不能在此切面测量流颈宽度。②流颈宽度法的最大优点在于中心性和偏心性反流具有相同的准确性。③有多束反流束的二尖瓣反流，不能将各束反流束的流颈宽度相加，而应当将其横截面积相加（图 3-2-33）。

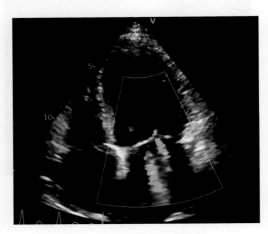

图 3-2-33　多束二尖瓣反流

（3）近端等速表面积法：尼奎斯特为50～60cm/s时出现血流汇聚区的为明显二尖瓣反流，测量汇聚区的大小可计算二尖瓣的反流量。降低尼奎斯特极限至15～40cm/s，调整获得最佳血流汇聚区，使其半球形态轮廓显示清晰，后测量反流口至彩色反转截面的半径，再测量连续多普勒反流的速度时间积分，即可通过设备自动计算获得反流口面积，是一种定量方法（图3-2-34）。

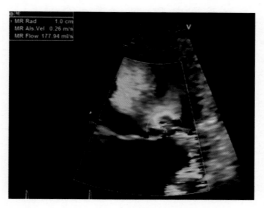

图3-2-34　近端等速表面积法

注：半径的测量，取心尖切面尤其是心尖四腔切面，采用局部放大模式能优化血流汇聚区的显示

注意：①就近端等速表面积法的准确性而言，可用于偏心性反流，但中心性反流优于偏心性反流，圆形反流口优于非圆形反流口。且不能用于测量多束反流的情况。②不受二尖瓣反流病因的影响，也不受其他瓣膜反流影响，但对汇聚区半径测量准确性要求较高，测值不准对结果影响较大。③若未调低尼奎斯特极限时已经出现明显的血流汇聚区提示反流较重。

2.反流程度分级　见表3-2-4。

注意：推荐使用多种参数综合评估二尖瓣反流程度，可以降低上述的各参数在测量及技术上的内在误差。

表3-2-4 二尖瓣反流程度分级的特异性、支持性指征和定量参数

分项	轻度	中度	重度
特异性指征	• 小的中心性反流束<4cm²或与左心室面积比<20%# • 流颈宽度<0.3cm • 无或微量的血流汇聚^	特异性指征大于轻度，又达不到重度的标准	• 流颈宽度≥0.7cm，且呈大的中心性反流束（与左心房面积比>40%）或偏心性反流束，在左心房内形成涡流# • 大量的血流汇聚^ • 肺静脉收缩期血流反向 • 明显腱索断裂或乳头肌断裂
支持性指征	• 肺静脉血流以收缩期为主 • 二尖瓣口舒张期E峰小于A峰& • 连续波多普勒的二尖瓣反流频谱辉度低，呈抛物线形 • 左心室大小正常*	介于轻度和重度之间	• 连续波多普勒的二尖瓣反流频谱辉度高，呈三角形 • 二尖瓣口舒张期E峰大于A峰（E峰>1.2m/s）& • 左心房室扩大**（尤其是左心室功能正常时）
定量参数	轻度	轻-中度	中-重度	重度
反流量（ml/beat）	<30	30~44	45~49	≥60

续表

定量参数	轻度	轻-中度	中-重度	重度
反流分数（%）	<30	30～39	40～49	≥50
有效反流口面积（cm²）	<0.20	0.20～0.29	0.30～0.39	≥0.40

*左心室大小仅适用于慢性病变。二维测量的正常值：左心室短轴≤2.8cm/m²，左心室舒张末期容积≤82ml/m²，左心房最大前后径≤2cm/m²，最大左心房容积≤30ml/m²

**无其他原因导致左心房室扩大或者急性二尖瓣反流

#尼奎斯特极限设置为50～60cm/s

&通常>50岁或松弛性减低，不伴有二尖瓣狭窄或其他原因引起的左心房压增高

^微量和大量的血流汇聚分别指中心性反流束的血流汇聚半径<0.4cm和≤0.9cm，尼奎斯特基线为40cm/s；偏心性反流的标准更高，并应进行角度校正

（五）三尖瓣狭窄

风湿性心脏病较少累及三尖瓣，常见的是与二尖瓣狭窄合并存在。其他导致三尖瓣狭窄的病因有类癌综合征、先天畸形、起搏器性心内膜炎和起搏器导致的粘连、狼疮性瓣膜炎及良性或恶性肿瘤导致的机械性梗阻。超声改变与二尖瓣狭窄类似（图3-2-35）。

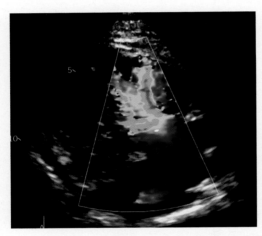

视频3-20

图3-2-35　起搏器导线与三尖瓣粘连造成的三尖瓣狭窄（视频3-20扫描二维码）

1.狭窄程度评估方法　与二尖瓣狭窄类似。

2.狭窄程度分级　见表3-2-5。

表3-2-5　具体诊断三尖瓣狭窄的血流动力学征象

征象	具体测量值
超声所见	
平均压差	≥5mmHg
舒张期时间流速积分	>60cm

续表

征象	具体测量值
压力减半时间（$T_{1/2}$）	$\geqslant 190ms$
由连续方程法计测的瓣口面积*	$\leqslant 1cm^2$
辅助依据	
右心房重度以上扩大	
下腔静脉扩张	

*表示心搏量由左室或右室流出道测算得来；当存在轻度以上三尖瓣反流时，此方法将低估三尖瓣口面积。然而，无论怎样，当测量值$\leqslant 1cm^2$时，提示由三尖瓣联合病变所造成的血流动力学负荷已经具有临床意义

注意：①三尖瓣血流速度受呼吸影响，所有检测应该对整个呼吸周期的流速进行平均或在呼气末屏气时进行记录。②对心房颤动患者应至少测量5个心动周期取其平均值。评估三尖瓣狭窄应尽可能在心率<100次/分，最好在70～80次/分进行。③随三尖瓣反流程度的增加，连续方程法对瓣口面积低估的倾向逐渐增加。

（六）三尖瓣反流

在接近70%的正常人群中会出现轻度的三尖瓣反流。原发性三尖瓣反流的病因包括：心内膜炎、心脏类癌综合征、三尖瓣下移畸形和风湿性心脏病。继发性三尖瓣反流主要继发于肺动脉高压或右心室功能不全导致的右心室、三尖瓣环扩大（图3-2-36）。

1.反流程度评估常用方法　最简便的评估三尖瓣反流程度的方法是应用彩色多普勒多切面观察反流束的形态、方向和大小。相关评估方法与二尖瓣反流类似。

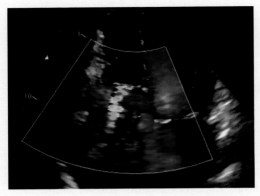

视频3-21

图3-2-36 三尖瓣下移畸形引起的反流（视频3-21扫描二维码）

2.反流程度分级 见表3-2-6。

表3-2-6 三尖瓣反流程度分级中应用的超声心动图及多普勒的参数

参数	轻度	中度	重度
三尖瓣叶	一般正常	正常或异常	异常/瓣叶连枷样运动/对合不良
右心室/右心房/下腔静脉的大小	正常*	正常或扩大	一般扩大**
反流束大小-中心性反流束（cm²）#	＜5	5～10	＞10
流颈宽度（cm）&	不确定	不确定，但＜0.7	＞0.7
混叠半径（cm）^	≤0.5	0.6～0.9	＞0.9
反流束辉度和轮廓-连续波多普勒	辉度低，抛物线形	辉度高，形态可变	辉度高，三角形且峰值前移
肝静脉血流$	收缩期为主	收缩期圆钝	收缩期反向

*除非有其他引起右心房或右心室扩大的原因。二维上心尖四腔切面测量的正常值：右心室中部舒张末期内径≤4.3cm，右心室舒张末期面积≤35.5cm²，右心房左、右径≤4.6cm和上下径4.9cm，最大右心房容积≤33ml/m²

**急性三尖瓣反流除外

#尼奎斯特极限设置为50～60cm/s。不适用于偏心性反流。由于反流束面积受机械、血流动力学因素影响，因此不能作为评估三尖瓣反流程度的单一参数应用

&尼奎斯特极限设置为50～60cm/s

^基线调节为尼奎斯特极限28cm/s

$其他原因也可引起肝静脉血流收缩期圆钝（如心房颤动、右心房压增高）

（七）肺动脉瓣狭窄

肺动脉瓣狭窄几乎均源于先天性畸形（图3-2-37）。正常的肺动脉瓣为三叶瓣。先天性肺动脉瓣狭窄可见于三叶瓣、二叶瓣、一叶瓣或瓣叶发育不良者。后天获得性肺动脉瓣狭窄极其罕见。

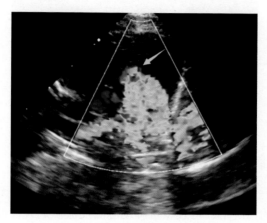

图3-2-37　法洛四联症中的肺动脉瓣狭窄造成的高速血流

1.狭窄程度评估方法　定量评估主要依赖于跨肺动脉压差。

2.狭窄程度分级　见表3-2-7。

表3-2-7　肺动脉瓣狭窄的压差分级

参数	轻度	中度	重度
峰值流速（m/s）	＜3	3～4	＞4
压差（mmHg）	＜36	36～64	＞64

注意：①要与肺动脉瓣上隔膜或右室流出道的狭窄相鉴别（图3-2-38）。②肺动脉瓣狭窄可能是其他综合征的一部分，注意查找其他先天性畸形。

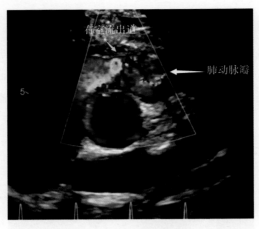

图 3-2-38　右室流出道狭窄

注：右室流出道及肺动脉瓣处都可测到高速血流

（八）肺动脉瓣反流

40%～78%的患者，在肺动脉瓣叶结构正常并无其他器质性心脏病的情况下，可及微量肺动脉瓣反流。病理性的肺动脉瓣反流不常见，大多伴有右心结构显著异常（图 3-2-39）。

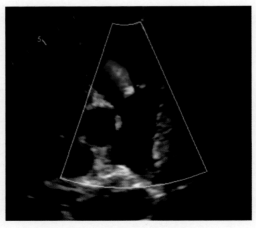

图 3-2-39　微量的肺动脉瓣反流

1.反流程度评估常用方法　由于定量方法未经临床证实，评估肺动脉瓣反流程度常用定性的方法。

2.反流程度定性　见表3-2-8。

表3-2-8　肺动脉瓣反流程度分级中应用的超声心动图及多普勒的参数

参数	轻度	中度	重度
肺动脉瓣	正常	正常或异常	异常
右心室大小	正常*	正常或扩大	扩大**
反流束大小-彩色多普勒#	细小（通常长度<10mm＝反流起源窄）	介于两者之间	通常大，反流起源宽；可能时相短暂
反流束辉度和下降斜率-连续波多普勒&	辉度低，下降斜率低	辉度高，斜率变化大	辉度高，下降陡直
肺动脉收缩期血流与循环血流的比值-脉冲多普勒	轻度增高	介于两者之间	高度增高

*除非有其他引起右心室扩大的原因。上心尖四腔切面测量的正常值：右心室中段舒张末期内径≤4.3cm，右心室舒张末期面积≤35.5cm²

**急性肺动脉瓣反流除外

#尼奎斯特极限设置为50～60cm/s。反流量及反流分数的区间尚未证实

&下降斜率陡直对重度肺动脉瓣反流没有特异性

（九）人工瓣膜

人工瓣膜功能评价要力求全面。要注意人工材料的识别，且对手术方式应有一定程度的了解。主要包括瓣膜成形环、人工腱索、生物瓣、机械瓣、经导管主动脉瓣置换术（TAVR）瓣膜等（图3-2-40至图3-2-45）。瓣膜置换术后患者的超声心动图不仅需评价瓣膜情况，同样需要评价包括心腔大小、左心室心肌厚度和心肌质量，以及左心室收缩和舒张功能等，这里仅对瓣膜部分进行说明。

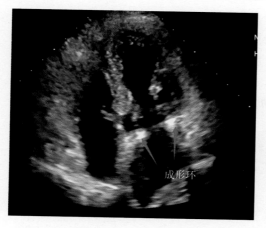

视频 3-22

图 3-2-40　二尖瓣成形环（视频 3-22 扫描二维码）

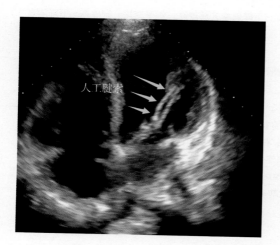

视频 3-23

图 3-2-41　二尖瓣人工腱索（视频 3-23 扫描二维码）

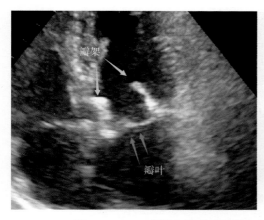
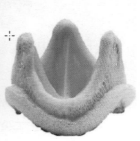

图 3-2-42　二尖瓣生物瓣（视频 3-24 扫描二维码）

视频 3-24

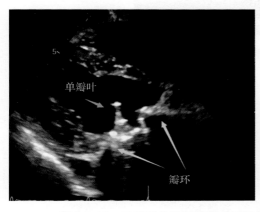
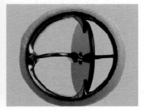

图 3-2-43　二尖瓣单叶机械瓣（视频 3-25 扫描二维码）

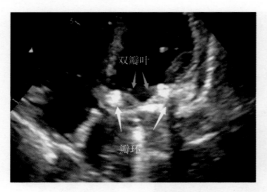
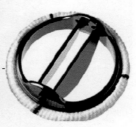

图3-2-44　二尖瓣双叶机械瓣（视频3-26扫描二维码）

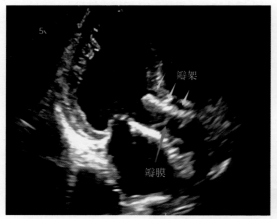
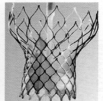
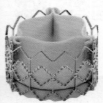

图3-2-45　主动脉瓣TAVR瓣（视频3-27扫描二维码）

视频3-25　　　　　　　　视频3-26　　　　　　　　视频3-27

1.二维超声心动图评估重点 对于人工瓣膜，我们需要观察人工瓣膜活动部分的启闭运动；瓣叶是否存在钙化，以及瓣环、瓣阀、瓣叶或支架表面是否存在异常的回声强度；评价缝合环的形态；仔细观察其与自体瓣环之间是否存在分离及其在整个心动周期是否发生异常摆动等（图3-2-46）。

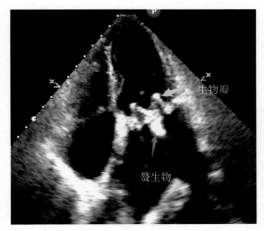

视频3-28

图3-2-46 二尖瓣生物瓣附着赘生物（视频3-28扫描二维码）

2.多普勒超声心动图评估重点

（1）人工瓣膜跨瓣峰值流速（图3-2-47）、平均压差、压力减半时间（测量类似于自体瓣膜）。

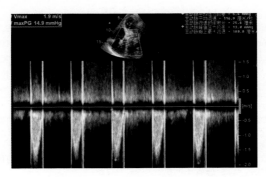

图3-2-47 主动脉瓣机械瓣峰值流速、平均压差的测量

（2）有效瓣口面积：有效瓣口面积较仅用压力阶差能更好地评价瓣膜的功能，公式为：

有效瓣口面积＝每搏输出量/VTI_{PrV}（VTI_{PrV} 为连续多普勒测量的跨瓣血流流速－时间积分）。

对于人工主动脉瓣或肺动脉瓣，每搏输出量为流出道内接近人工瓣膜的横截面积乘以脉冲多普勒在该处测得的血流的VTI。对于人工二尖瓣，如果主动脉瓣或肺动脉瓣没有明显反流，可以在主动脉瓣环或肺动脉瓣环位置测量和计算每搏输出量。

3.人工瓣膜狭窄程度分级　见表3-2-9，表3-2-10。

表3-2-9　评价人工主动脉瓣功能的多普勒参数*

参数	正常	可疑狭窄	明显狭窄
峰值速度（m/s）**	＜3	3～4	＞4
平均压差（mmHg）**	＜20	20～35	＞35
DVI	≤0.30	0.29～0.25	＜0.25
EOA（cm²）	＞1.2	1.2～0.8	＜0.8
瓣口前向射流频谱形态	三角形、早期达峰	三角形至中间形	圆钝、对称
AT（ms）	＜80	80～100	＞100

DVI.多普勒速度指数；EOA.有效瓣口面积；AT.加速时间
*适用于经过人工主动脉瓣口的每搏量正常或临界（50～70ml）
**这几项参数易受血流影响，包括合并主动脉瓣反流

表3-2-10　评价人工二尖瓣功能的多普勒指标

参数	正常*	可疑狭窄[a]	提示显著狭窄*[a]
峰值速度（m/s）[f,э]	＜1.9	1.9～2.5	≥2.5
平均压差（mmHg）[f,э]	≤5	6～10	＞10
VTI_{PrMV}/VTI_{LVO}[э]	＜2.2	2.2～2.5	＜2.5
EOA（cm²）	≥2.0	1～2	＜1
PHT（ms）	＜130	130～200	＞200

PHT.压力半降时间；PrMV.人工二尖瓣
*如果所列参数大多数是正常或大多数为异常，那么所给出的值则分别区分正常和异常的最高值
[f]某些生物瓣的测量值可能会稍高于给出的界值
[a]这些参数值提示应该进一步评估瓣膜功能和（或）其他并存的情况比如流速增快，心率加快或瓣膜-患者不匹配
[э]这些参数在人工二尖瓣出现反流时也会出现异常

注意：人工瓣膜尺寸较小和心排血量较大的情况下跨瓣压差可能会被高估。

（1）生理性反流：所有人工机械瓣膜都存在轻微反流。有两种类型的生理性反流：一种是由于瓣膜关闭产生的流量，另一种是真正的在叶片闭合处轻微或轻度反流（图 3-2-48）。

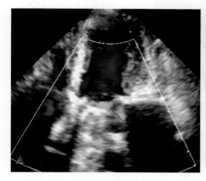
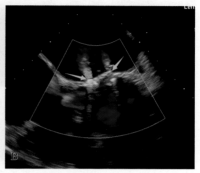

图 3-2-48　生理性二叶机械瓣反流

注意：典型双叶瓣膜多束细微反流位于缝合环内侧的瓣叶与瓣架交界处，以及在瓣环中心分两个瓣叶关闭处。这些"清洗射流"被认为可防止瓣架处淤血形成血栓。

（2）病理性反流：病理性反流为中心型或瓣周型。病理性的中心型反流常见于生物瓣膜，瓣周反流可见于任何类型瓣膜，但多见于机械瓣膜（图 3-2-49）。

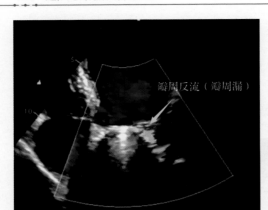

视频 3-29

图 3-2-49 机械二尖瓣瓣周反流（视频 3-29 扫描二维码）

注意：①用于判断自身瓣膜反流的原则和方法同样可用于人工心脏瓣膜，但稍有难度。②通过瓣周反流所占瓣膜缝环的圆周比例可以大致判断反流的严重程度。瓣周反流＜10% 瓣环周长为轻度，10%～20% 为中度，＞20% 为重度。如人工瓣环出现摆动现象，则表明＞40% 的瓣环出现撕裂（图 3-2-50）。③瓣周反流需要使用多个探查切面包括非标准切面，甚至经食管超声。④细小的瓣周反流常见，特别在术后早期，术后即刻瓣周反流的发生率为 5%～20%，这些反流多数无临床或血流动力学意义。

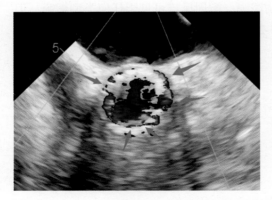

视频 3-30

图 3-2-50 主动脉瓣人工瓣重度瓣周反流（视频 3-30 扫描二维码）

》三、心肌病

（一）扩张型心肌病

扩张型心肌病目前机制尚不明确，是原发于心肌的一种疾病。超声主要表现为左心室或合并其他心腔的扩大，功能减低为主（图3-3-1，图3-3-2）。

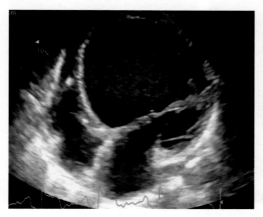

视频 3-31

图 3-3-1 扩张型心肌病

注：左心房、左心室显著扩大，左心室球形改变，运动幅度减低（视频3-31扫描二维码）

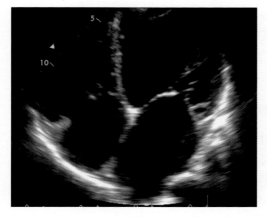

视频 3-32

图 3-3-2 扩张型心肌病，全心扩大（视频3-32扫描二维码）

诊断要点：

（1）左心室扩张，左心室"球形"重塑：左心室短轴径较长轴径增加明显。也可为全心扩大，瓣膜开放幅度减低，呈"大心腔，小开口"表现。

（2）室壁运动弥漫性减低，心功能减低（LVEF＜45%），见图3-3-3。

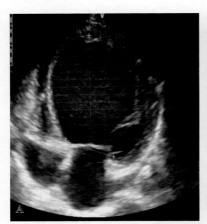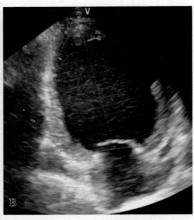

图3-3-3　扩张型心肌病使用Simpson法测量左心室射血分数

（3）左心室壁厚度正常或下降。

注意：①扩张型心肌病有时仅凭超声心动图检查无法确诊，有的多支病变冠心病超声表现与其类似。②扩张型心肌病可瓣环扩大和乳头肌移位产生瓣膜反流，也可因心功能减低，心腔内血流淤滞产生附壁血栓，有的患者会有室壁运动的不协调不同步。

（二）肥厚型心肌病

肥厚型心肌病家族性者为常染色体显性遗传。超声主要表现为左心室或右心室的肥厚，最常见为室间隔的肥厚。可因是否产生左室流出道梗阻分为梗阻性或非梗阻性（图3-3-4，图3-3-5）。左心室整体肥厚的肥厚型心肌病合并有左室流出道梗阻，梗阻部位血流频谱通常呈现峰值后移，或称"匕首"样频谱（视频3-33扫描二维码）

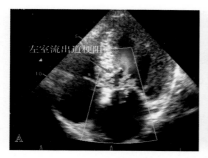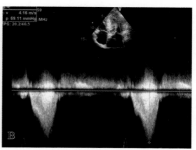

图 3-3-4　梗阻性肥厚型心肌病

视频 3-33

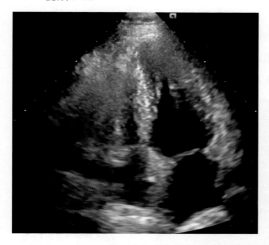

视频 3-34

图 3-3-5　心尖部肥厚的肥厚型心肌病

注：收缩期左心室腔呈"黑桃样"（视频 3-34 扫描二维码）

诊断要点：

（1）排除其他可导致心肌肥厚因素：心肌某节段或多个节

段室壁厚度≥15mm，肥厚型心肌病一级亲属室壁厚度≥13mm。对称性或非对称性。

（2）左室流出道梗阻：收缩期左室流出道高速的五彩镶嵌血流信号，连续多普勒测左室流出道血流速度加快，峰值压差＞30mmHg，频谱峰值后移，形态呈"匕首"样改变。

注意：①肥厚影响到左室流出道时，我们应注意是否存在"SAM"征，即二尖瓣收缩期前叶前移。出现"SAM"征时二尖瓣关闭会受到影响，通常会伴有二尖瓣偏心反流（图3-3-6，图3-3-7）。②"SAM"征并非肥厚型心肌病的特异表现，也可见于低血容量，强心药物影响，其他原因导致左心室肥厚等。③心肌无显著肥厚，但瓣叶及腱索冗长者亦可出现"SAM"征，甚至左室流出道梗阻（图3-3-8）。④在静息状态下流出道未见梗阻时应加做Valsalva动作等来判断是否存在隐匿性梗阻。⑤心尖部肥厚时较易漏诊，该部位肥厚的心肌有时表现为低回声，易显示不清，通常先发现其运动减低，后通过增强增益或结合彩色多普勒确诊（图3-3-9）。⑥心尖部肥厚时通常不影响左室流出道，但心尖部心腔会在收缩期闭合，有的会在心腔中部或心尖部出现梗阻，尤其是与乳头肌邻近的位置，梗阻逐渐加重可进一步出现心尖部室壁瘤（图3-3-10）。

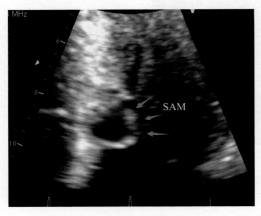

视频3-35

图3-3-6　二维超声显示"SAM"征（视频3-35扫描二维码）

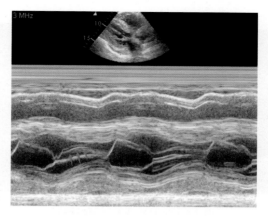

图 3-3-7 M型超声显示"SAM"征（箭头所指处）

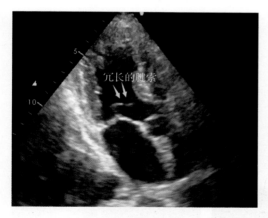

视频 3-36

图 3-3-8 二尖瓣腱索冗长

注：心肌无显著肥厚，但二尖瓣腱索冗长，收缩期进入左室流出道（视频 3-36 扫描二维码）

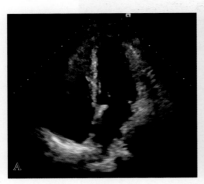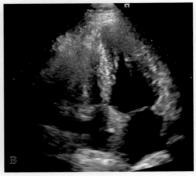

图 3-3-9　心尖部肥厚增益调节

注：A 图.增益较低时心尖部未见肥厚；B 图.增益调高后显示出肥厚心肌（视频 3-37a、b 扫描二维码）

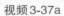

视频 3-37a　　　　　　视频 3-37b

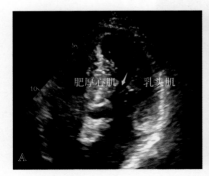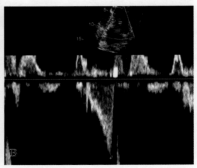

图 3-3-10　左心室腔中部梗阻

注：肥厚导致左心室中部心腔梗阻，出现收缩期峰值后移频谱（视频 3-38 扫描二维码）

视频 3-38

（三）限制型心肌病

限制型心肌病是一种特殊类型的心肌病，超声通常表现为心内膜及心肌增厚，左心房、右心房扩大，心肌舒张受限，可伴有收缩功能异常（图 3-3-11）。

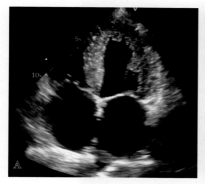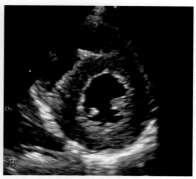

图 3-3-11　心肌淀粉样变

注：心肌增厚及出现"磨玻璃样"改变，即心肌有颗粒状强回声（视频 3-39a、b 扫描二维码）。

视频 3-39a　　　　　　　视频 3-39b

诊断要点：

（1）左心室壁厚度正常或增厚，左心室腔大小正常或减小，左心室收缩功能可保存，左心室顺应性减低及舒张功能减低，左、右心房扩大。

（2）心内膜心肌纤维化超声可观察到心内膜增厚、回声增强。

注意：①典型心肌淀粉样变进行应变分析时会出现"心尖豁免"现象，即心尖部应变优于其他部位（图3-3-12）。②限制型心肌病应注意与缩窄性心包炎鉴别，其心肌一般是整体病变，且心包没有显著异常；心包炎一般与心包相接触的游离壁心肌活动受限明显，且心包会增厚、钙化。

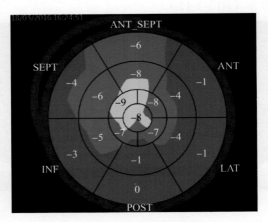

图3-3-12 **"心尖豁免"现象**

注：左心室心肌整体应变均减弱，但心尖部稍优于其他部位

前间隔（ANT_SEPT）；前壁（ANT）；侧壁（LAT）；后壁（POST）；下壁（INF）；室间隔（SEPT）

（四）致心律失常性右心室心肌病

致心律失常性右心室心肌病以右心室心肌被纤维、脂肪组织替代为特征。超声通常表现为右心室整体或局部的扩张，右心室壁运动减低，右心室局部室壁瘤形成（图3-3-13）。

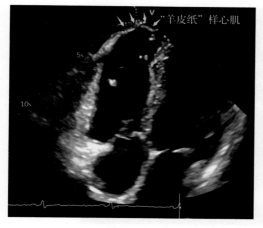

"羊皮纸"样心肌

视频3-40

图3-3-13 致心律失常性右心室心肌病

注：右心室心尖局部心肌呈"羊皮纸"状且运动减低（视频3-40扫描二维码）

诊断要点（需结合临床其他检查结果）：

1.主要标准 节段性右心室无运动、运动障碍或室壁瘤及以下情况之一（舒张末期）：

（1）胸骨旁长轴切面右室流出道直径≥32mm（≥19mm/m²）。

（2）胸骨旁短轴切面右室流出道直径≥36mm（≥21mm/m²）。

（3）右心室面积变化率≤33%。

2.次要标准 节段性右心室无运动、运动障碍或室壁瘤及以下情况之一（舒张末期）：

（1）胸骨旁长轴切面右室流出道直径≥29mm到＜32mm（≥16mm/m²到＜19mm/m²）。

（2）胸骨旁短轴切面右室流出道直径≥32mm到＜36mm（≥18mm/m²到＜21mm/m²）。

（3）右心室面积变化率＞33%到≤40%（图3-3-14）。

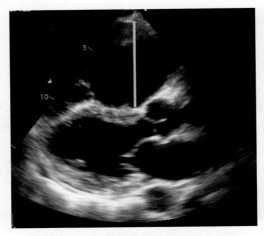

图 3-3-14　显著扩张的右室流出道

（五）心肌致密化不全

心肌致密化不全又称"海绵样心肌"，超声主要表现为心腔内较多的肌小梁和深陷的隐窝，与致密化心肌厚度比＞2，受累部位可伴有运动异常（图3-3-15）。

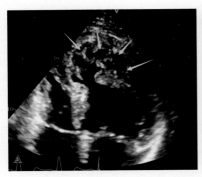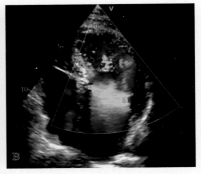

图 3-3-15　左心室心尖部致密化不全（视频3-41a、b扫描二维码）

视频3-41a　　　　　　视频3-41b

诊断要点：

（1）肌小梁增多，多发深陷的心肌内隐窝，可见两层心肌结构，薄的致密化心肌和明显增厚的非致密化心肌，非致密化心肌层疏松增厚，呈"蜂窝状"或"海绵状"改变，收缩期非致密化心肌与致密化心肌厚度之比＞2。

（2）彩色多普勒显示血流与隐窝相通。

（3）其他：左心室功能保留或重度降低，晚期受累心腔扩大，室壁运动弥漫性减低、心腔和隐窝间隙内可有血栓形成。

注意：①非致密化心肌以近心尖部室壁节段最明显，可累及室壁中段，很少累及基底段室壁。②左心室造影对诊断致密化不全有较大帮助（图3-3-16）。

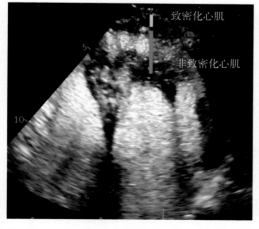

视频3-42

图3-3-16　左心室造影使心肌分层更清晰（视频3-42扫描二维码）

（六）应激性心肌病

应激性心肌病，又称心尖球囊综合征。超声主要表现为，左心室心尖部一过性室壁运动异常，甚至形成室壁瘤，通常在较短时间内恢复（图3-3-17）。

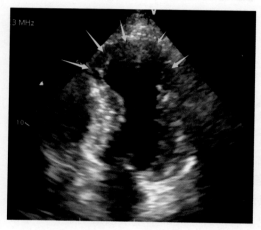

视频3-43

图3-3-17　应激性心肌病

注：左心室心尖部室壁瘤形成，患者冠状动脉未见显著异常（视频3-43扫描二维码）

诊断要点：

（1）节段性室壁运动异常，分布区域特点不符合冠状动脉供血范围。

（2）典型表现为心尖部室壁心肌运动减低，而基底段室壁心肌运动代偿性增强，即"心尖球囊"样或"章鱼篓"样改变。也可有累及其他部位的不典型类型，范围多呈环周样且不能用冠状动脉疾病解释。

（3）数周后可完全恢复。

（4）病变受累部位无心肌瘢痕形成，无冠状动脉病变。

≫ 四、感染性心内膜炎

感染性心内膜炎是在心内膜表面存在微生物感染的感染性

炎症。其超声特征是赘生物、脓肿、假性动脉瘤、窦道、瓣膜穿孔、动脉瘤或新发人工瓣膜裂开。

（一）赘生物

赘生物的超声表现大小不等、形态各异、活动度不一、回声强度不同、可有较快形态的变化，形成早期超声可无阳性表现；重者可伴有严重的瓣膜损伤等并发症，常发生在瓣膜等高速血流冲击处或心内异物表面（图3-4-1至图3-4-3）。

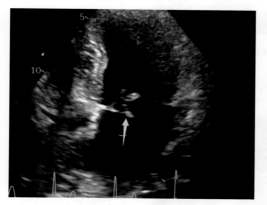

视频3-44

图3-4-1　二尖瓣赘生物形成（视频3-44扫描二维码）

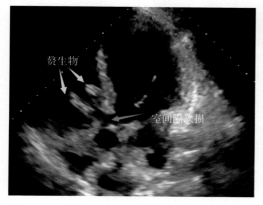

视频3-45

图3-4-2　室间隔缺损分流冲击处心内膜赘生物形成（视频3-45扫描二维码）

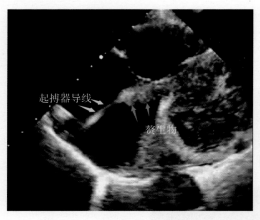

视频3-46

图3-4-3　起搏器导线被赘生物包绕（视频3-46扫描二维码）

（二）脓肿（图3-4-4）

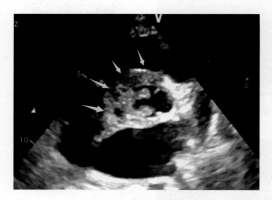

视频3-47

图3-4-4　主动脉瓣瓣周脓肿（视频3-47扫描二维码）

（三）瓣膜穿孔（图3-4-5）

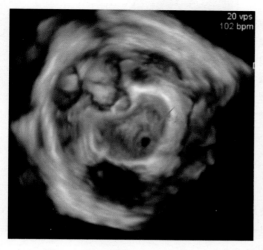

视频3-48

图3-4-5 三维显示二尖瓣瓣叶穿孔（视频3-48扫描二维码）

注意：①感染性心内膜炎的诊断要点是心内膜赘生物的检出，这需要与一些无菌性赘生物相鉴别，诊断需结合临床。如疣状血栓性心内膜炎、Libman-Sacks血栓性心内膜炎、Loffter心内膜炎等。②经胸超声诊断感染性心内膜炎敏感性较低，约60%，经食管超声诊断敏感性约90%，超声阴性结果不能除外感染性心内膜炎。

》 五、常见先天性心脏病

（一）房间隔缺损

房间隔缺损是最常见的非发绀型先天性心脏病之一，超声应评价房间隔缺损的大小与形状、缺损周围组织的边界、分流的程度与方向、心脏各房室腔的重塑与大小、功能的改变，以及肺循环的情况（图3-5-1）。

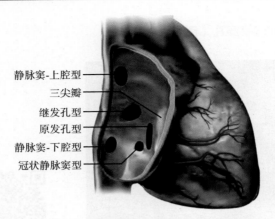

静脉窦-上腔型
三尖瓣
继发孔型
原发孔型
静脉窦-下腔型
冠状静脉窦型

图 3-5-1　右心房侧观房间隔缺损分型

1.继发孔型房间隔缺损　继发孔型房间隔缺损的边界上缘和后缘均为继发隔，前缘为房室间隔，下缘为原发隔及下腔静脉左侧静脉瓣（图 3-5-2，图 3-5-3）。

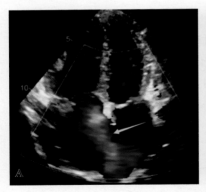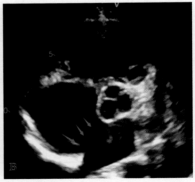

图 3-5-2　继发孔型房间隔缺损

注：较大的继发孔型房间隔缺损伴右心扩大。A 图.心尖四腔心切面舒张期心房水平左向右分流；B 图.主动脉瓣短轴水平显示房间隔较大连续中断（视频 3-49a、b 扫描二维码）

视频3-49a

视频3-49b

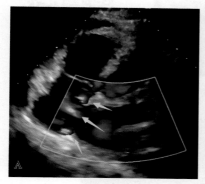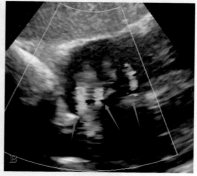

图3-5-3 多孔型房间隔缺损

注：多孔型房间隔缺损，缺损处左向右分流。A图.倾斜的心尖四腔心切面；B图.剑突下左心房、右心房心切面（视频3-50扫描二维码）

视频3-50

2.原发孔型房间隔缺损 原发孔型房间隔缺损也可称部分或不完全型房室间隔缺损，边界为原发隔的上缘与后缘及房室瓣环的前缘，两组房室瓣叶常存在畸形（图3-5-4）。

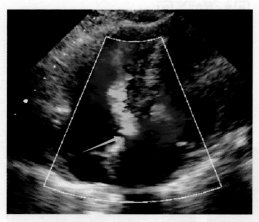

视频3-51

图3-5-4　原发孔型房间隔缺损（视频3-51扫描二维码）

　　注意：原发孔型房间隔缺损两组房室瓣位于同一水平，通常会有二尖瓣或三尖瓣瓣叶裂（图3-5-5）。

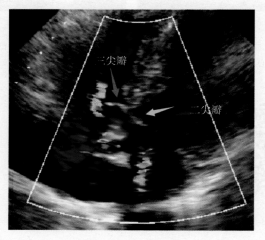

图3-5-5　二尖瓣前叶与三尖瓣隔叶位于同一水平

　　3.冠状静脉窦型房间隔缺损　冠状静脉窦型房间隔缺损也称"无顶"冠状静脉窦，此型缺损中冠状静脉窦顶部与相对的左心房之间的间隔部分或完全缺如。左心房内血流流入冠状静脉窦，经冠状静脉窦口入右心房（图3-5-6）。

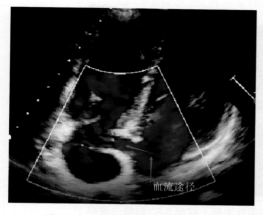

血流途径

视频3-52

图3-5-6　冠状静脉窦型房间隔缺损（视频3-52扫描二维码）

4.单房心　房间隔的所有结构全部缺如，包括原发隔、继发隔及房室间隔，只留一个单心房。

注意：①卵圆孔未闭并非真正房间隔组织缺损，而是位于房间隔前上部的原发隔与继发隔间一个潜在的间隙，卵圆孔未闭定义为经多普勒超声或右心声学造影观察到右向左分流但不合并真性房间隔缺损（图3-5-7）。②静脉窦型缺损并非真正意义上的房间隔缺损，静脉窦型缺损较继发孔型房间隔缺损少见，此类缺损部分或完全位于上腔静脉和右上肺静脉间的静脉窦隔（上腔型）或右下、中肺静脉与右心房间（下腔型）。③欧氏瓣是胎儿期将血流自下腔静脉隔入卵圆窝的下腔静脉瓣的遗迹；希阿里网是静脉窦右瓣的遗迹，可呈膜状或条索状位于右心房的不同部位，包括近下腔静脉入口处、冠状静脉窦右心房开口处（图3-5-8）。④房间隔膨胀瘤定义为房间隔组织（尤其是卵圆窝）向右心房或左心房侧偏离，距正常房间隔的位置超过10mm或者左右摆动幅度超过15mm，可合并卵圆孔未闭及房间隔缺损（图3-5-9）。⑤房间隔囊袋有时出现在原发隔和继发隔之间，形成一个囊袋样结构，其内可形成血栓（图3-5-10）。⑥当肺动脉压力增高时，左向右分流会逐渐减弱甚至出现右向左分流，这时彩色多普勒应适当调低速度比例尺，来显示低速的过隔血流。

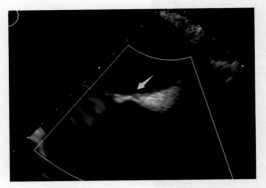

视频3-53

图3-5-7　卵圆孔未闭（视频3-53扫描二维码）

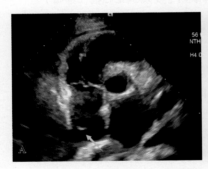

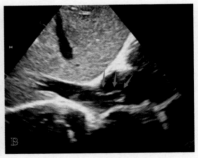

图3-5-8　A图.欧氏瓣（视频3-54扫描二维码）；B图.希阿里网（视频3-55扫描二维码）

视频3-54

视频3-55

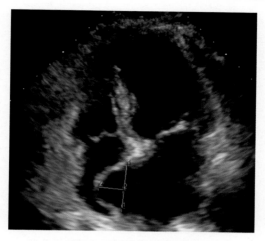

图 3-5-9　**房间隔膨胀瘤**

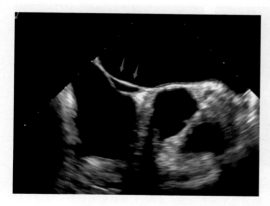

视频 3-56

图 3-5-10　**房间隔囊袋（视频 3-56 扫描二维码）**

（二）室间隔缺损

室间隔缺损是最常见的先天性心脏病之一，缺损分型方法较多。准确的超声诊断对临床治疗有重要意义（图 3-5-11）。

1.膜周部室间隔缺损　缺损累及膜部室间隔，由房室瓣、半月瓣与中心纤维体组成的纤维结构构成其边缘（图 3-5-12）。

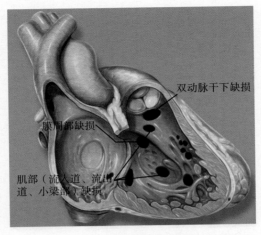

双动脉干下缺损

膜周部缺损

肌部（流入道、流出道、小梁部）缺损

图3-5-11　右心室侧观室间隔缺损分型

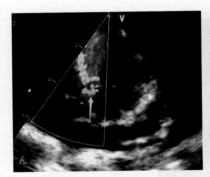
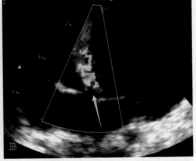

图3-5-12　膜周部室间隔缺损

注：膜周部室间隔缺损，缺损处左向右分流。A图.大动脉短轴切面（视频3-57扫描二维码）；B图.心尖五腔心切面（视频3-58扫描二维码）

视频3-57　　　　　　　视频3-58

2.肌部室间隔缺损　缺损的周边均为肌性组织（图3-5-13）。

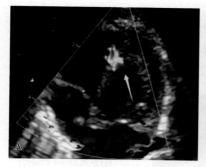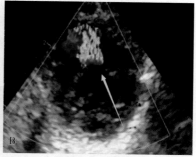

图3-5-13　肌部室间隔缺损

注：肌部室间隔缺损，缺损处左向右分流。A图.心尖四腔心切面（视频3-59扫描二维码）；B图.左心室乳头肌水平短轴切面（视频3-60扫描二维码）

视频3-59　　　　　　　　视频3-60

3.双动脉干下室间隔缺损　缺损顶部是由主动脉瓣和肺动脉瓣之间的纤维组织构成（图3-5-14）。

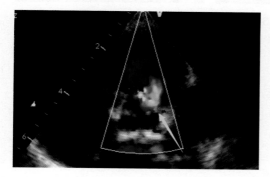

视频3-61

图3-5-14　双动脉干下室间隔缺损（视频3-61扫描二维码）

　　注意：①膜周部缺损有时右心室侧会有纤维组织包绕，形成膜部瘤，有时可仅有膜部瘤存在而无过隔分流（图3-5-15）。②靠近主动脉的室间隔缺损应与主动脉窦瘤破裂相鉴别，有时两者位置较近，在大动脉短轴切面有时较难鉴别，鉴别依据窦瘤破口位置位于主动脉瓣环的主动脉侧，频谱为双相频谱（图3-5-16，图3-5-17）。

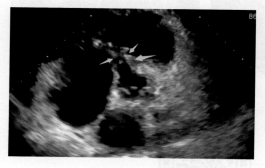

视频3-62

图3-5-15　膜部瘤（视频3-62扫描二维码）

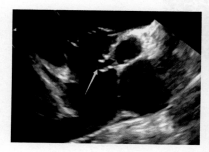

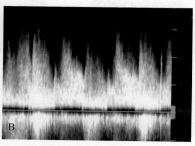

图3-5-16　主动脉窦瘤破裂

注：A图.二维显示窦瘤破裂（视频3-63扫描二维码）；B图.破口处双相分流频谱

视频3-63

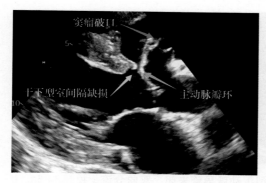

视频3-64

图3-5-17 干下型室间隔缺损与窦瘤破裂同时存在（视频3-64扫描二维码）

（三）动脉导管未闭

动脉导管未闭是最常见的心脏外分流性先天性心脏病。是胎儿期主动脉与肺动脉之间连接的动脉导管在出生后没有闭合（图3-5-18，图3-5-19）。

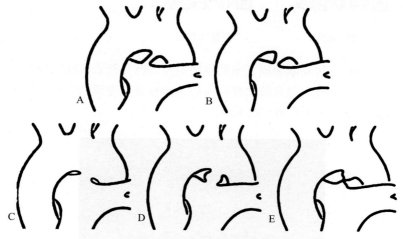

图3-5-18 动脉导管未闭分型

注：动脉导管分型：A.管型；B.漏斗型；C.窗型；D.动脉瘤型；E.哑铃型
管型（主动脉与肺动脉之间有一细小管道相连）；漏斗型（导管主动脉侧宽于肺动脉侧）；窗型（导管粗大，主动脉与肺动脉直接相通）；动脉瘤型（导管呈瘤样扩张）；哑铃型（导管主动脉侧和肺动脉侧均较宽）

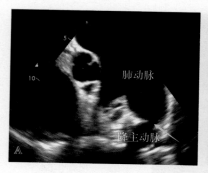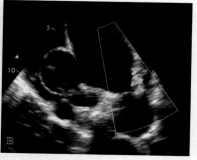

图3-5-19　窗型（C型）动脉导管未闭，双向分流（视频3-65a、b扫描二维码）

视频3-65a　　　　　　　视频3-65b

注意：房间隔缺损、室间隔缺损及动脉导管未闭在早期呈左向右连续分流，但在肺动脉高压后会出现分流连续性中断，甚至双向分流（图3-5-20，图3-5-21）。

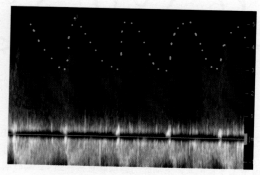

图3-5-20　典型的动脉导管未闭连续左向右分流频谱

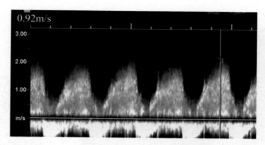

图 3-5-21　肺动脉高压后动脉导管未闭左向右分流连续性中断

（四）法洛四联症

法洛四联症是一种复杂的先天性心脏病，主要特征是室间隔缺损、主动脉骑跨、肺动脉狭窄、右心室肥厚（图 3-5-22，图 3-5-23）。

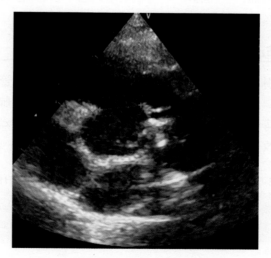

图 3-5-22　法洛四联症较大的室间隔缺损

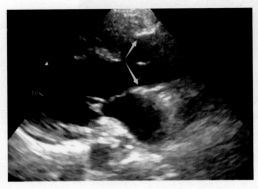

图 3-5-23　主动脉骑跨（视频 3-66 扫描二维码）

　　注意：①右心室肥厚属于继发性改变，在肺动脉狭窄程度较轻或疾病早期时可不明显。②应与右心室双出口相鉴别，其多为双动脉下圆锥，主动脉瓣与二尖瓣前叶之间无纤维连接，主动脉骑跨≥75%，两条大动脉多成平行关系。

》六、肺动脉高压

　　肺动脉高压（PH）是指静息状态下通过右心导管测得平均肺动脉压≥25mmHg。有诸多病因，如先天性疾病、肺栓塞、结缔组织病等，超声作为无创手段可较为准确的测量肺动脉压力及相关心脏改变（表3-6-1，表3-6-2）。

表3-6-1　具有PH可疑症状的患者超声心动图发现PH的可能性

三尖瓣反流速度（m/s）	是否存在其他支持PH的超声表现	超声心动图发现PH的可能性
≤2.8或测不出	否	低
≤2.8或测不出	是	中
2.9～3.4	否	
2.9～3.4	是	高
＞3.4	不需要	

表3-6-2　**除外三尖瓣反流速度（表3-6-1），其他用于评估肺动脉高压的超声心动图表现**

A：心室	B：肺动脉压	C：下腔静脉和右心房
右心室/左心室内径比＞1.0	多普勒右心室流出加速时间＜105ms和（或）收缩中期喀喇音	下腔静脉直径＞21mm，吸气时塌陷（深吸气时塌陷率＜50%或平静吸气时塌陷率＜20%）
室间隔展平［收缩期和（或）舒张期左心室偏心指数＞1.1］	舒张早期肺动脉反流速率＞2.2m/s	右心房面积（收缩末期＞18cm^2）
	肺动脉直径＞25mm	

注：上述至少有来自两组不同（A/B/C）的超声心动图表现才能用以评估肺动脉高压诊断的可能性

1.肺动脉收缩压估算（文中右心房压估算见表3-6-3）　肺动脉收缩压＝$4V^2$＋右心房压（V为三尖瓣反流峰值流速），见图3-6-1。

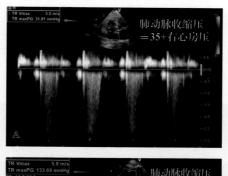

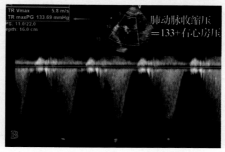

图3-6-1　**三尖瓣反流估测收缩压**

2.肺动脉舒张压　肺动脉舒张压＝$4V^2$＋右心房压（V为舒张末期肺动脉反流速度），见图3-6-2。

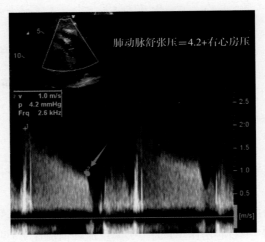

图3-6-2　肺动脉瓣反流估测舒张压

3.肺动脉平均压　肺平均动脉压＝$4V^2$＋右心房压（V为肺动脉反流早期速度）或三尖瓣反流平均压＋右心房压，见图3-6-3，图3-6-4，表3-6-3。

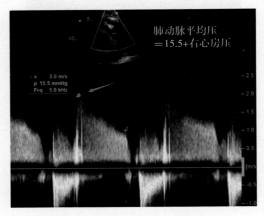

图3-6-3　肺动脉瓣反流估测平均压

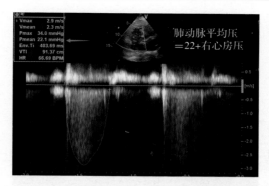

图3-6-4　三尖瓣反流平均压加右心房压估测平均肺动脉压

表3-6-3　右心房压估算

	右心房压		
	正常范围 （0～5mmHg）	中度 （5～10mmHg）	高度 （15mmHg）
下腔静脉内径（cm）	≤2.1	≤2.1　　　　>2.1	>2.1
下腔静脉吸气塌陷率（%）	>50	<50　　　　>50	<50

4.其他相关表现　见图3-6-5，图3-6-6。

注意：①应用三尖瓣反流测量时，存在心室及大动脉水平分流或肺动脉狭窄等情况时不适用。②呼吸会对肺动脉压估测产生一定的影响，吸气时三尖瓣反流流速较高，会略高估肺动脉压力（图3-6-7）。③当三尖瓣反流合并右心室收缩功能减低时，此时三尖瓣反流流速降低，会低估肺动脉压力；微量反流时，多普勒频谱填充欠佳，也会造成测量不准确；三尖瓣极大量反流时，反流口与瓣膜开口接近，不能用于测量肺动脉压（图3-6-8）。④在短轴切面收缩期出现左心室呈现"D型心"时，意味着右心室收缩压力高于左心室，通常意味着肺动脉压力较高；若患者肱动脉收缩压过低（左心室收缩期压力约等于肱动脉收缩压），"D型心"可在较低的肺动脉压力时出现（图3-6-9）。

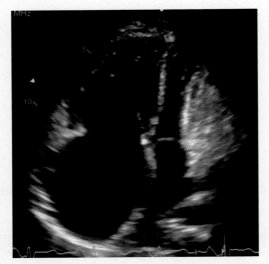

图 3-6-5　右心房、右心室扩大，右心室肥厚

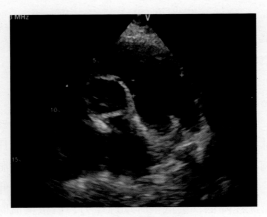

图 3-6-6　肺动脉扩张

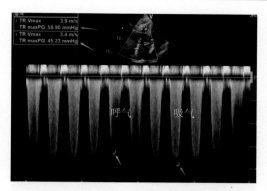

图 3-6-7 呼吸时三尖瓣反流的变化

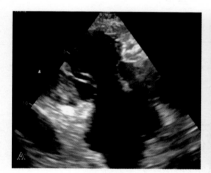 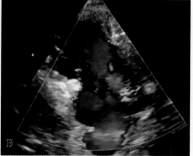

图 3-6-8 三尖瓣脱垂

注：三尖瓣收缩期无法闭合，重度反流，反流口与瓣膜开口接近（视频 3-67a、b 扫描二维码）

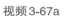

视频 3-67a

视频 3-67b

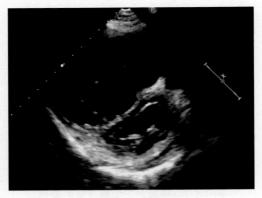

图 3-6-9　"D型心"

》七、心脏肿瘤

心脏的原发性肿瘤较为少见，其中又以良性居多。

（一）黏液瘤

黏液瘤是超声较易诊断的心脏原发性肿瘤。95%发生于心房，75%发生于左心房，最常见的部位是房间隔卵圆窝附近。外形多样，多为圆形和椭圆形，常通过蒂部附着于心内膜，活动度通常较大，回声强度及表面光滑程度可有不同表现（图 3-7-1）。

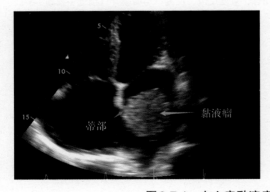

视频 3-68

图 3-7-1　左心房黏液瘤

注：瘤体通过蒂部附着于房间隔（视频 3-68 扫描二维码）

（二）乳头状弹性纤维瘤

乳头状弹性纤维瘤是心脏瓣膜最常见的原发性肿瘤，尤以主动脉瓣常见。其外观具有"海葵样"表现（图3-7-2）。

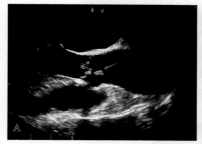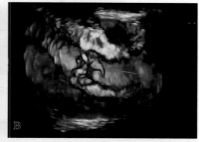

图3-7-2 主动脉瓣乳头状弹性纤维瘤（视频3-69a、b扫描二维码）

视频3-69a　　　　　视频3-69b

注意：①根据其附着部位及蒂部情况，典型黏液瘤超声较易诊断，但仍需与血栓等相鉴别。②乳头状弹性纤维瘤仅凭超声心动图检查有时难以诊断，需结合临床与赘生物等进行鉴别诊断。

（三）转移性肿瘤

转移性肿瘤可侵犯心脏任何部位，心包、心肌可见，通常与心脏结构分界不清（图3-7-3，图3-7-4）。

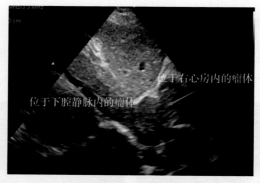

图3-7-3　下腔静脉转移而来的子宫血管平滑肌瘤

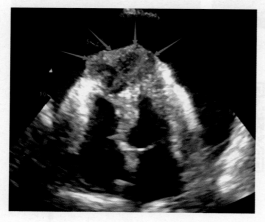

视频3-70

图3-7-4　恶性肿瘤侵犯心肌（视频3-70扫描二维码）

》八、心包疾病

心包是包裹心脏的烧瓶样囊袋，包括纤维层和浆膜层。外层为纤维囊，主要由胶原纤维和穿插的短弹性纤维组成。脏层心包也被称作心外膜，覆盖心脏（图3-8-1）。

注意：①经胸超声心动图测量心包厚度是不准确的。②脏层心包和心肌之间，有着数量各异的心外膜脂肪组织，大量存在于房室沟、室间沟并覆盖右心室。有时易误诊为心包积液。心包脂

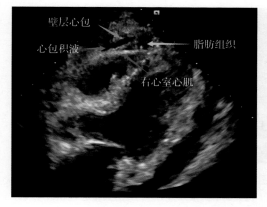

视频3-71

图3-8-1 心肌、心包、积液与脂肪（视频3-71扫描二维码）

肪在增益较低时难与积液鉴别，提高增益后显示有斑片样回声，且随心肌运动。

（一）心包积液

正常心包腔内含有10～30ml液体，超过50ml称为心包积液（表3-8-1，图3-8-2）。

注意：①要与左侧胸腔积液相鉴别，尤其是仅有胸腔积液而无心包积液时，易将胸腔积液误诊为心包积液（图3-8-3，图3-8-4）。②浆液性积液一般较透亮、纯净；纤维渗出性积液可见索条样、飘带样组织及粘连；含血凝块的积液内可见团块样的血栓（图3-8-5）。③心脏压塞时心腔舒张受限，尤其是右心系统在舒张期塌陷（图3-8-6）。

表3-8-1 心包积液定量

心包积液	估计液量（ml）	超声无回声区宽（mm）	出现部位
少量	50～100	＜10	仅见于左心室下后壁和房室沟处
中量	100～500	10～20	环绕心脏，以左心室下后壁为主
大量	500～1000	＞20	出现心脏摆动征
极大量	＞1000	＞25	明显心脏摆动征

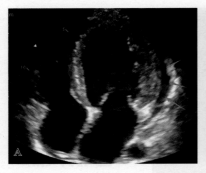
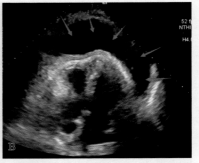

图 3-8-2　心包积液定量

注：A 图.少量心包积液（视频 3-72 扫描二维码）；B 图.大量心包积液（视频 3-73 扫描二维码）

视频 3-72　　　　　　　　　　视频 3-73

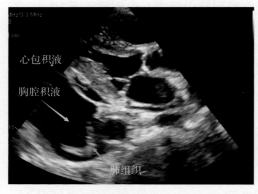

心包积液

胸腔积液

肺组织

视频 3-74

图 3-8-3　胸腔积液里多能看到压缩后的肺组织（视频 3-74 扫描二维码）

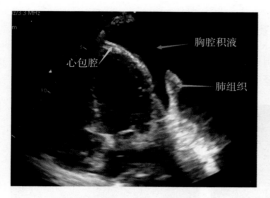

视频 3-75

图 3-8-4 仅有胸腔积液的情况（视频 3-75 扫描二维码）

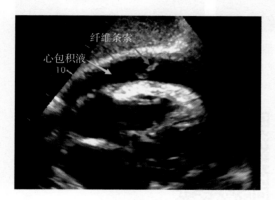

视频 3-76

图 3-8-5 含有纤维条索的积液（视频 3-76 扫描二维码）

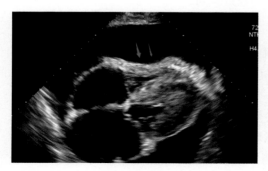

视频 3-77

图 3-8-6 右心室受压表现（视频 3-77 扫描二维码）

（二）缩窄性心包炎

缩窄性心包炎是由感染或其他因素引起的心包慢性炎症，导致其增厚、粘连，甚至钙化，从而使心脏活动受限（图3-8-7）。

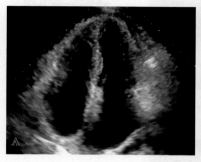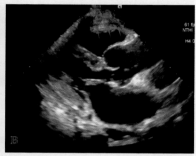

图3-8-7　缩窄性心包炎

注：心包增厚，游离壁心肌舒张活动受限，室间隔活动异常，心房扩大（视频3-78a、b扫描二维码）

视频3-78a　　　　　视频3-78b

相关超声表现：

（1）心室舒张受限，室间隔活动异常，出现室间隔摆动征（舒张早期异常地向左心室腔内摆动并在舒张中期迅速向右心室侧反弹）。

（2）呼气时二尖瓣E峰增加＞25%，吸气时三尖瓣E峰增加＞30%，下腔静脉增宽，吸气塌陷率＜50%（图3-8-8）。

（3）组织多普勒测二尖瓣环速度：室间隔处二尖瓣环 e′＞左心室侧壁处二尖瓣环 e′，室间隔处二尖瓣环 e′＞7cm/s(图3-8-9）。

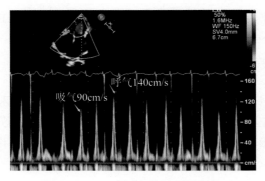

图 3-8-8　二尖瓣血流随呼吸变化

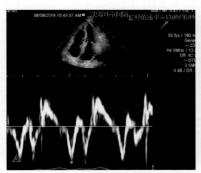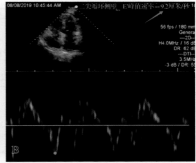

图 3-8-9　缩窄性心包炎二尖瓣瓣环组织多普勒

（4）心包增厚＞3 ～ 5mm，超声敏感度低。

（5）双房扩大等。

》》九、舒张功能障碍

左心室舒张功能障碍通常是左心室松弛受损，伴有或不伴有弹性恢复力和左心室僵硬度增加导致心脏充盈压升高的结果。

（一）左心室射血分数正常患者的舒张功能障碍的诊断

关键指标及其临界值分别是：

（1）二尖瓣瓣环 e′速度（室间隔 e′速度＜7cm/s，侧壁 e′速度＜10cm/s）。

（2）平均E/e′＞14（若仅能获取一侧，则室间隔E/e′＞15或侧壁E/e′＞13为异常）。

（3）左心房容积指数大于34ml/m²。

（4）三尖瓣反流峰值流速＞2.8m/s。

上述评估舒张功能的4个指标中，两个以上均未达到临界值，提示左心室舒张功能正常；而两个以上均超过临界值，提示左心室舒张功能异常；如果两个未达到临界值，则结论不可确定（图3-9-1）。

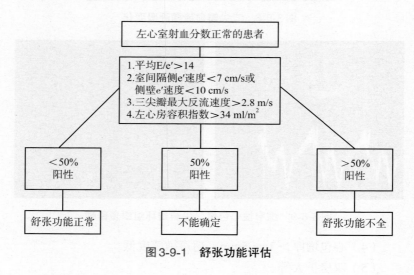

图3-9-1　舒张功能评估

（二）左心室射血分数正常患者的舒张功能障碍分级

关键指标及其临界值分别是：

（1）二尖瓣血流速度（E，E/A）。

（2）E/e′比值＞14。

（3）三尖瓣反流峰值流速＞2.8m/s。

（4）左心房最大容积指数大于34ml/m²。

舒张功能障碍分级见图3-9-2。

注意：①与EF正常患者侧重点不同，在EF减低的患者中评

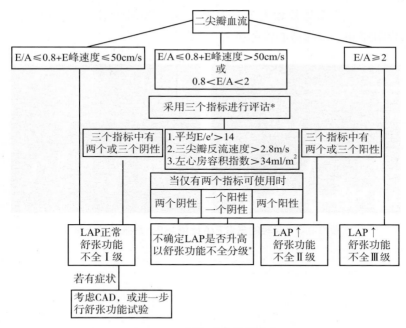

图 3-9-2　舒张功能障碍分级

*：当三个指标中仅有一个指标可获取时，LAP 是否升高不能确定。在 LVEF 减低的患者中，肺静脉 S/D < 1 提示 LAP 升高

估舒张功能的主要目的是估测 LV 充盈压。无论在 LVEF 正常或异常患者，舒张功能异常均是潜在心肌疾病的结果，故在这两类群体中可应用类似的流程。对于 LVEF 减低的患者，二尖瓣血流模式通常足以识别 LAP 增高的患者，若需图中的三个指标进行判断但有一个不能获取，可采用肺静脉 S/D 比值，该比值 < 1 符合 LAP 升高表现。②较年轻的患者（年龄 < 40 岁），E/A 比值 > 2 可能是正常表现（图 3-9-3）。因此，对于这个年龄段的患者，需要寻找其他舒张功能不全的证据。正常人的二尖瓣瓣环速度 e′ 正常，可用来佐证舒张功能正常。③该流程从二尖瓣流入道血流流速开始，不适用于心房颤动、严重的二尖瓣疾病［中度及以上的二尖瓣瓣环钙化（MAC）、中度及以上的二尖瓣狭窄或关闭

不全、二尖瓣修复和人工二尖瓣]、左心室辅助装置、左束支传
导阻滞和心室起搏心律的患者。

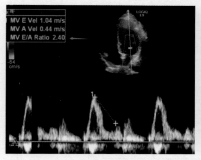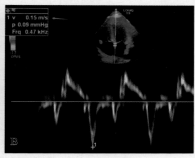

图3-9-3　年轻的患者E/A比值＞2，舒张功能正常